AF454706

DE LA
PROPAGATION
DU
GENRE HUMAIN.

[illegible]

DE

[illegible]

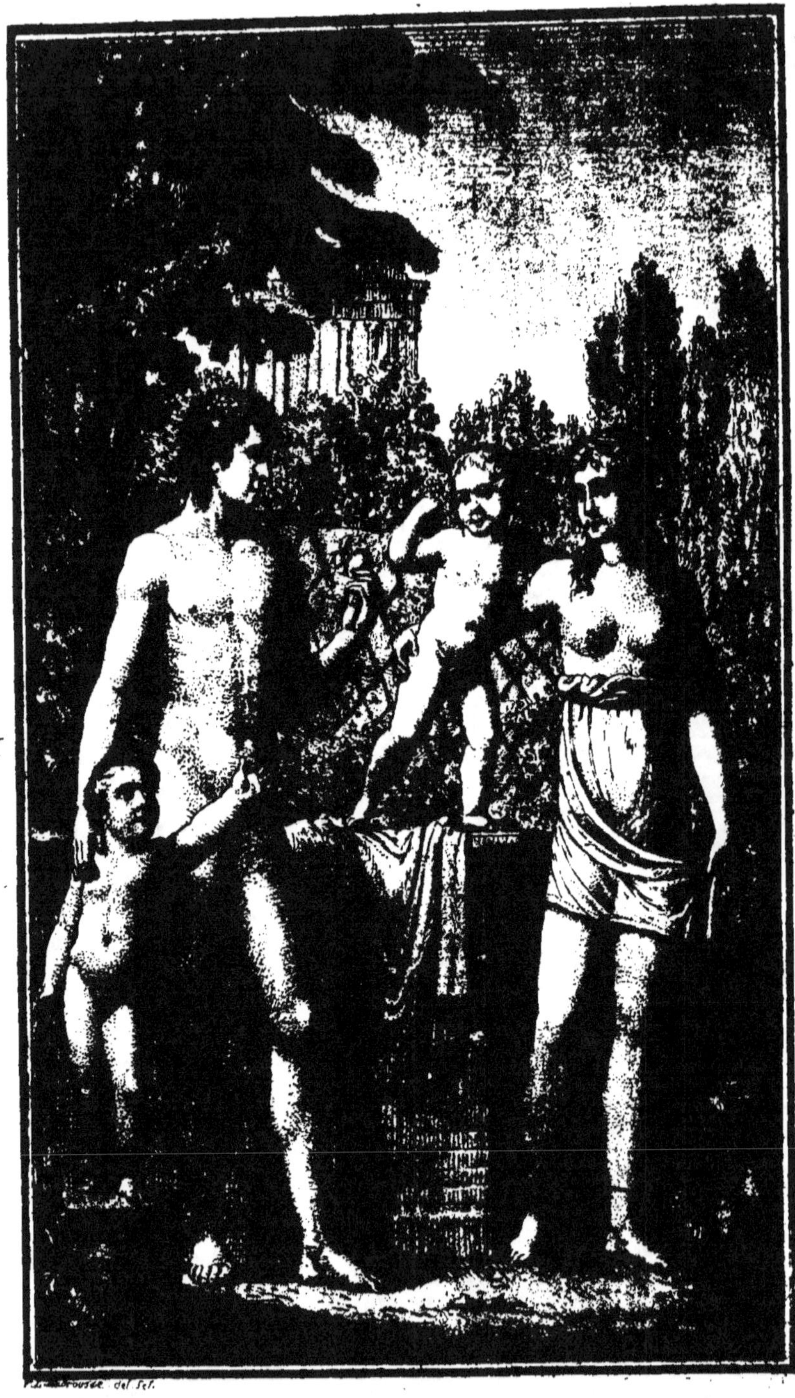
P. L. Labrousse del. Sc.

DE LA PROPAGATION DU GENRE HUMAIN,

OU

MANUEL indispensable pour ceux qui veulent avoir de beaux enfans, de l'un ou de l'autre sexe.

OUVRAGE contenant des preuves certaines de l'influence des Planètes sur la naissance des individus, leurs principales inclinations et leurs destinées :

SUIVI de l'Art de Jouir et de l'Homme Plante, par LAMETTRIE, etc. etc.

AVEC FIGURES.

A PARIS,

Chez L. PRUDHOMME, rue des MARAIS, N°. 20, F. G.

AN VII DE LA RÉPUBLIQUE.

AVERTISSEMENT

DE L'ÉDITEUR.

ON a eu raison d'observer que
les états qui passent pour être
les plus policés, sortent à peine
de la barbarie, et qu'en bien des
choses l'homme qu'on regarde
comme le plus éclairé, est encore
loin des connoissances utiles et
nécessaires. Sans prouver cette
assertion, par un grand nombre
de vérités, nous n'arrêterons nos
lecteurs que sur l'objet important
de l'ouvrage que nous mettons
au jour. Nous le demandons avec
assurance, quel est l'homme,
même très-instruit, qui sache que
tous les instans ne sont pas propres pour céder aux impulsions
de l'amour, et que faute de

connoître certaines précautions indispensables, on court risque de donner à la société des enfans mal constitués, tant au physique qu'au moral ?

Il résulte, pour le genre humain, de si grands inconvéniens de cette ignorance, que d'habiles médecins, des philosophes, des sages austères ont cru devoir écrire sur cette matière, qui n'effarouche et ne scandalise que les gens à préjugés ou d'une stupidité grossière ; mais leurs ouvrages, lus et médités par un petit nombre d'adeptes, sont devenus extrêmement rares ; quelques-uns même n'existoient plus que dans deux ou trois bibliothèques.

C'est donc rendre au public un service essentiel que de le mettre à même de jouir, et à peu de frais, de ces productions estimables et absolument utiles à tant d'égards, quoiqu'en disent les imbéciles et ces êtres corrompus, immoraux, qui affectent de crier au scandale, afin de faire croire qu'ils ont des mœurs, et de détourner l'attention de dessus leur conduite secrette et immorale.

Nous nous attendons, néanmoins, à beaucoup de critiques ; sur-tout pour ce qui concerne l'Astrologie Judiciaire ou l'influence des astres sur nos corps et sur nos facultés intellectuelles. On nous accusera de faire rétrograder les lumières de trois ou quatre cents ans, en renouvelant des rêveries auxquelles on ne croit plus depuis bien des siècles. Comme la réponse à ces graves objections se trouve dans notre ouvrage même , nous y renvoyons les aristarques qui se flatteront le plus de nous embarrasser ; et nous leurs dirons seulement ici , de vouloir bien se rappeler qu'il est de l'essence des tems éclairés de laisser à chacun la liberté de ses opinions.

Nous croyons aussi faire plaisir à nos lecteurs de leur donner à la fin de ce volume , l'Art de Jouir et l'Homme Plante , du célèbre Lamettrie.

TABLE

DES MATIÈRES

Contenues dans cet Ouvrage.

FIN DE LA TABLE.

DE LA
PROPAGATION
DU
GENRE HUMAIN.

DEPUIS la création du globe tous les êtres animés s'occupent de la production de leurs semblables. Mais quels progrès, quelles découvertes avons-nous fait sur cet objet ? Après six ou sept mille ans d'exercices, nous sommes sur cet art aussi neufs que l'étoient nos premiers pères, et à la honte du genre humain, les brutes les plus stupides sont autant expérimentées que nous. Tout ce que nous avons d'hommes instruits et avides d'étendre le cercle de nos connoissances, s'appliquent à chercher la cause du flux et du reflux de la mer; celle du mouvement des cieux, etc. ; mais aucun d'eux n'a songé à nous dévoiler le secret de faire de beaux enfans : aimable étude qui n'imposeroit que les plus doux plaisirs à ceux qui voudroient s'y livrer, et dont il seroit si doux d'être les disciples.

Divinités qui êtes l'ornement du monde, grâces charmantes et vous mère des amours, inspirez-moi des leçons qui plaisent, afin que je n'avilisse point la noblesse de mon sujet.

D'honnêtes épouses goûteront peut-être un jour mes préceptes, que leurs époux leur expliqueront lorsqu'elles voudront avoir une aimable postérité, et l'on ne verra plus naître des hommes difformes.

Il faut d'abord connoître en quoi consiste la beauté; quelle est celle du front, des cheveux, des joues, de la bouche et du corps en général. Différentes questions, qui sont un sujet de disputes entre les amans ; l'un loue la blancheur de son Amarylis, l'autre la couleur brune de sa Cloris. Daphnis aime la chevelure blonde, et Tircis la noire. Celui-ci ne peut tenir contre le regard de deux yeux bleus ; celui-là se sent enflammé du feu de deux yeux noirs ombragés d'un sourcil de même couleur. Quelques-uns, d'assez mauvais goût, préfèrent une taille haute et déliée à un médiocre embonpoint. Chaque nation a d'ailleurs son goût et ses préjugés. L'Ethiopien dédaigne un visage blanc mêlé d'incarnat : dans l'excès de son horreur, il peint ainsi les habitans de l'enfer. Les Gaulois s'applaudissent de la blancheur de leur peau et de la longueur de leur chevelure. L'Espagnol, dont la taille est courte et le teint basanné, méprise l'extrême blancheur de l'Anglais et la haute stature de l'Allemand. Quelle cause secrète partage ainsi l'opinion des hommes ? C'est ce que va nous dévoiler notre origine et l'histoire de notre chûte.

Le monde naissant brilloit déjà par le magnifique assemblage de ses parties, et chaque être créé étaloit les richesses admirables qui lui étoient propres. Le crime n'avoit point encore corrompu l'âge d'or ; les étoiles nageoient dans un ciel pur, nulle vapeur ne s'élevoit de la mer pour en dérober la vue ; aucun voile n'offusquoit la lumière du soleil : la lune le remplaçoit la nuit de son flambeau argenté. L'homme participoit à la beauté naturelle aux premiers tems du monde ; la corruption n'avoit pas encore frappé sa postérité.

L'être suprême voyoit de son trône régner cette union constante, cette admirable harmonie entre toutes les parties de l'Univers. Mettons, dit-il, la dernière main à l'ouvrage, et rassemblons dans une nymphe toutes les merveilles du ciel et de la terre. Il dit ; et tous les dieux qui doivent concourir à ce chef-d'œuvre se hâtent à traverser les airs. L'olympe entier fournit donc tout ce qu'il falloit pour perfectionner la nymphe. Le soleil embellit la tête de ses rayons ; la lune répandit sa blancheur sur son front ; l'aurore mêle sur les joues, l'incarnat aux lys. Vénus forma sa bouche et distilla le miel sur ses lèvres. L'amour et les trois grâces embellissent le reste du corps. Alors le père des dieux et des hommes, l'animant de son soufle, lui donna la vie ; il l'appela Pandore, et lui adressa ces paroles : Partez, fille charmante des dieux, allez faire le bonheur des hommes ; que votre présence vous fasse connoître par toute la terre, et qu'on admire en vous voyant toutes les merveilles réunies ; car l'homme encore dans l'innocence, aime à voir ce qui est beau. Mais si vous prenez intérêt au bonheur du genre humain, et si vous voulez conserver éternellement votre

beauté sans altération, gardez-
vous d'ouvrir la boëte que je
vous confie ; elle est remplie
d'un fatal poison qui infecteroit
la race humaine, et vous même
n'en seriez pas préservée.

Il dit, et la nymphe descendant du ciel, parcourt la terre.
Elle s'offre aux regards de tous
les·mortels ; par-tout elle brille,
et passe pour une déesse. Les
hommes accourent en foule autour d'elle et la regardent avec
surprise ; l'un admire la majesté
qui règne dans sa taille, l'autre
sa belle chevelure ; son visage
éblouit par sa rare blancheur,
et sa tête exhale une odeur d'am-
broisie ; ses yeux comme deux
globes étincelans, communi-
quoient leur beauté divine à ceux
qui la regardoient.

Mais la nature humaine en-

traînée une fois dans le chemin
du vice , Pandore imita l'homme
dans ses folles erreurs , et mépri-
sant bientôt les ordres des dieux ,
se livrant à son aveugle passion , elle ouvrit la funeste boëte ,
aussi-tôt une vapeur maligne se
répandit dans les airs , qui flétris-
sant les appas de la nymphe ,
obscurcit ses beautés naturelles ,
couvrit ses yeux d'un épais nuage,
et la priva de ses charmes. De la
même source , on vit encore sortir un essaim de maladies qui at-
taquèrent le genre humain. Depuis ce tems malheureux l'homme
ne sait plus en quoi consiste la
beauté.

Cependant cette contagion n'a
pas attaqué tous les pays. Les
pays où règne un froid rigoureux , et les lieux où le soleil
darde ses rayons brûlans , sont

particulièrement habités par des peuples d'une figure hideuse. Au nord, on trouve des peuples, qui placés sur les rivages de la mer, et énervés par son humidité, traînent des corps difformes. Au midi, les nations sont d'une noirceur éclatante, leurs cheveux sont hérissés et crépus, et leurs grosses lèvres les rendent affreuses.

En s'éloignant de la zone torride, l'on trouvera une terre, dont l'air est tempéré, et peuplée de beaux habitans. L'Italie ni l'Espagne ne vous présenteront pas ces avantages ; mais la France, dont les riches campagnes sont pareilles à l'Elisée, nourrit des hommes nés sous le ciel le plus favorable. On y voit des nymphes charmantes, qui réunissent tous les appas de Pandore. On remarque en elles une figure noble , leur taille bien proportionnée , n'est point défigurée par l'embonpoint excessif ou la maigreur ; leur front uni , s'applanit insensiblement pour faire place à deux yeux rians et pleins de douceur , la rose se mêle au lys de leur visage , et ranime l'incarnat de leurs lèvres , leur col est plus blanc que l'ivoire, leur sein couvert par leur blonde chevelure imite l'albâtre. Les jeunes gens , dignes du choix des nymphes nubiles , joignent à une belle figure un visage qui n'est point affadi par la pâleur , ni rembruni par une humeur noire ; leur corps bien proportionné annonce une mâle vigueur. Ces heureuses productions sont dues à la douceur du climat.

Pour avoir de beaux enfans ,

il ne faut donc pas employer aux doux travaux de l'hyménée, des corps difformes et mal faits. Qui ne sait que de l'horrible accouplement de la Nuit et de Phlégeton, l'enfer vît naître les furies et leurs serpens ? Qui n'abhorreroit pas le lit nuptial de Pluton ? Quelle jeune fille se prêteroit aux embrassemens d'un Cyclope enfumé ?

On ne doit unir que des époux vigoureux, et exclure des doux plaisirs ceux qui ne le sont pas, ceux que tourmente la goutte, l'épilepsie, la folie, la bile noire, source de mélancolie ; le poison lent qui dévore le poumon, le feu interne qui dessèche ; enfin, cette couleur livide qui se répand sur un corps décharné : car la liqueur spiritueuse, qui est le principe de la vie, transmet à l'enfant les infirmités des pères. Leur vie languissante les porte à fatiguer sans cesse le ciel de leurs plaintes inutiles.

En introduisant des époux ou des épouses difformes dans une belle famille, on y jette les semences d'une race hideuse. Sème-t-on du grain de mauvaise qualité quand on veut faire une belle moisson ? Pourquoi donc négliger d'assortir des époux ? L'âme qui est l'image des dieux, l'âme dont la vaste intelligence perce les secrets les plus cachés de la nature, ne doit-elle pas vous engager à lui choisir un palais digne d'elle ?

O vous, dieux et déesses qui présidez à l'union conjugale, qui souriez à tout ce qui tend à la production de l'homme ! n'initiez point à vos mystères les hommes

et les femmes enclins à la débauche, ou mal-sains et sans vigueur, crainte que leur race ne
déshonore l'espèce humaine. Il
ne suffit pas encore d'assortir des
époux d'une bonne constitution,
craignez d'unir la jeunesse à la
caducité : Junon n'éclaire jamais
la couche de pareils époux de ses
riants flambeaux : c'est Tisiphone
armée de sa torche infernale qui y
préside. Voyez cette jeune femme
unie à un homme d'un âge avancé,
elle évite sans cesse ses froids embrassemens, ses baisers lui sont
odieux ; telle que l'aurore sortant
des bras de Titon, ses joues
sont toujours baignées de larmes.
Qu'Athys fut heureux de n'avoir
allumé dans le cœur de Cybelle
que de chastes feux ! s'il eût été
forcé d'essuyer les caresses de
cette vielle amante, il auroit bien-

tôt expiré entre les bras de cette déesse : car il règne dans les corps des vieillards une sécheresse fatale, qui tarit dans les jeunes gens le principe de la vie, l'humide radical. Dans ces deux âges si opposés, la liqueur prolifique a des qualités si contraires, que si de leur concours il naissoit un enfant, l'infortuné traîneroit une vie languissante, et maudiroit sans cesse les auteurs de ses jours.

La soif des richesses, l'attrait d'une dot immense fait toujours mépriser les lois les plus sages. Un revenu considérable, un coffre-fort, qui doivent être l'apanage d'une jeune épouse, appellent à l'envi les mères auprès du nouveau Plutus, toutes briguent l'honneur de l'avoir pour gendre : on lui offre les plus belles filles, quoique

celle sur qui tombera son choix,
soit menacée d'être infectée du
honteux venin qui le ronge ; quoique ses membres tremblans et
affoiblis par l'âge , fassent déses-
pérer de sa fécondité et de la félicité de son union ; et que le dégoût soit le partage de celle qu'on
lui destine. En effet , elle passera
ses plus beaux jours dans les gémissemens ; les jeux de Vénus lui
seront odieux ; elle ne produira
que des enfans disgraciés de la
nature , ou elle n'en aura point ;
soupirant sans cesse après de plus
douces caresses; souvent la grande
fortune du vieillard passera à des
héritiers qui ne tiendront à lui
que par la parenté.

Une opulente vieille ne man-
quera pas également d'adora-
teurs ; son visage sillonné de
rides , ses yeux enflammés , ses

dents noires, son horrible figure, ne seront pas assez puissans pour les écarter. Si, tourmentée d'une folle passion, elle veut goûter d'un hymen tardif, un jeune amant ambitieux de ses grands biens, soupirera auprès de ce squelette. La jouissance d'un immense revenu, n'empêchera point le dégoût de le suivre dans le lit nuptial ; il repoussera les ardeurs de son épouse. De-là naîtront les pleurs, les plaintes amères, la jalousie et la fureur ; peut-être un poison mortel avancera les jours de l'époux infidèle.

Il ne faut cependant pas unir des garçons trop jeunes à des filles qui ne sont encore que nubiles. Les organes destinés à l'œuvre du mariage, ne sont pas alors suffisamment remplis de la liqueur

liqueur spiritueuse propre à la fécondité : cette même liqueur, ne s'occupe encore qu'à former leurs membres et à coopérer à l'accroissement de toutes les parties du corps ; aussi la nature a-t-elle ordonné qu'il faut qu'une fille ait douze ans accomplis pour être initiée aux mystères de Vénus ; car dans ce sexe, dès que le corps a commencé à prendre de la consistance et qu'une nouvelle chaleur l'a mise en mouvement, le sang est alors surabondant, c'est un fleuve qui inonde les parties inférieures , sert en même-tems à la formation de l'enfant et à sa nourriture. Les mamelles s'enflent alors et font naître de tendres desirs : de même un jeune homme qu'un tendre duvet ombrage , annonce la vigueur et la fécondité ; il peut

B

alors entrer en lice avec une jeune épouse. C'est ainsi que suivant les lois générales de l'univers, et par des raisons de convenance, on doit faire les mariages.

Une fois que les époux sont unis par un lien légitime, ils desirent ardemment d'en remplir les devoirs : les parens. pleins de joie ont déjà quitté la table ; les jeunes gens des deux sexes, fatigués de la danse, ont déjà quitté la salle où ils faisoient briller leur légèreté. Déjà Hédimelès a préludé sur son harmonieuse guittare les mystères de l'amour conjugal, et chanté ses tendres jeux et ses doux baisers. L'étoile du soir a donné le signal à nos amans, astre consacré à Vénus qui brille du haut du ciel. Disparoissez pudeur incommode, faites place à l'hyménée ; il amène les rians amours à la lueur de son favorable flambeau ; Junon l'accompagne, portant la torche nuptiale. Vous, mères, qui avez essuyé les doux assauts du mariage, ôtez la ceinture de l'épouse encore novice, et inspirez-lui du courage ; déjà l'époux déshabillé brûle d'impatience d'entrer en lice.

Il est tems, dit-il, de commencer notre duel amoureux ; que cette société importune s'éloigne, sa présence nous empêche de nous livrer au plus doux des combats.

Modérez vos transports, jeune Athlète ; car si vous entrez au lit l'estomac encore plein de nourriture, et que vous vous mettiez à l'ouvrage avant que la digestion soit faite, hélas ! vous ne donnerez qu'une liqueur foible et dénuée d'esprits, et peu propre à servir de fondement à un bel ouvrage. Attendez donc que vos alimens suffisamment cuits, aient distribué dans vos veines un suc nourricier ; cette loi, sans doute, vous paroît dure ; mais elle est nécessaire pour avoir de beaux enfans.

L'ordre établi par la sage nature, nous apprend que les productions du matin ont toujours une forme plus belle. La raison le prouve par rapport à l'homme. Car lorsque l'humide nuit tombe et répand dans ses membres un doux sommeil, sa chaleur extérieure se concentre, et agissant plus vivement sur les alimens, elle remplit l'office auquel elle est naturellement destinée ; toutes les parties de la nourriture qui sont dans l'estomac, y sont broyées par la propre force de ce viscère ;

cette nourriture se tourne en lait, coule dans le foie, acquiert ensuite une couleur rouge, et inonde tout le corps d'un fleuve de sang. Les organes par lesquels l'homme se multiplie, y pompent une liqueur féconde qui coule dans ses réservoirs avec une vigueur nouvelle ; car par son passage au travers du tissu de mille veines, où elle se charge d'esprits, elle se cuit, se façonne et devient capable de produire un être nouveau et de lui donner la vie. Soyez donc prudent et souvenez-vous de ne point prodiguer vos caresses à contre-tems, de crainte que trop d'ardeur ne ralentissant la chaleur, l'ouvrage de la nature n'en soit troublé, ou qu'une passion précipitée ne porte un préjudice a l'enfant qui doit en naître.

Autrefois Jupiter, abondamment abreuvé de nectar, ayant caressé Junon, il en naquit le hideux Vulcain. Son visage étoit si difforme, ses membres tellement contrefaits, que les dieux craignirent de l'admettre à leur table. Pallas refusa de l'épouser, ce qui l'obligea d'aller partager le lit de la lascive Vénus; cette déesse même, quoique prête à recevoir indistinctement tous les hommes, est souvent dégoûtée de cet époux, et fait part de ses faveurs à une infinité de favoris.

Il est encore un objet digne de l'attention des époux, c'est de considérer sous quel astre du ciel, sous quelle constellation ils s'apprêtent à se livrer de doux assauts. L'instant où l'enfant rompt les liens qui l'attachent aux entrailles de sa mère pour voir le jour, est moins important que celui où la semence de l'époux est déposée dans le sein de la femme ; s'y échauffant par l'acte conjugal, il reçoit plus facilement les influences des astres, en cédant, à cause de sa délicatesse, à leur impression.

L'être suprême n'a pas parsemé l'olympe d'une multitude prodigieuse d'étoiles pour nous amuser par un vain tableau. Ne voyez-vous pas que sous l'aspect des différens astres, les chaleurs, les pluies, les vents, apportent divers changemens sur la terre, sur la mer, dans les airs ? Qui peut nier que les Hyades soient pluvieuses ? qu'Orion rassemble des nuages ? Voyez-vous comme la canicule brûle les campagnes desséchées, et dans sa soif tarit lès fleuves qui les arrosent ? Que dirai-je des souverains auteurs des destinées qui influent du haut des cieux ? De Saturne, que sa faux rend redoutable ; du sanguinaire Jupiter ; de Mars, qui ne respire que les combats ? Si le Lion furieux rassemble et réunit les feux de ces trois constellations, que d'incendies désoleront les peuples situés sous leurs aspects! Combien la guerre homicide causera-t-elle de trépas !

De tels astres se trouvant autrefois en conjonction, allumèrent la fureur de Pompée et de César ; Rome inonda de sang les champs Thessaliens ; Saturne, Jupiter et Mars avoient joint leurs feux malfaisans du côté que le brillant Chiron étend ses bras.

On rapporte que ce fut dans la conjonction de ces mêmes astres, que parut l'horrible maladie qui saisit les organes des deux sexes,

et

et empoisonna les doux plaisirs de Vénus ; car on dit que dans le tems que cette honteuse peste commença à infecter l'univers, la planète de Mars et celle de Saturne étoit en conjonction dans le signe du Cancer. Mais pourquoi dévoiler ainsi les mystères des dieux, et raconter les vicissitudes des grands événemens et leurs causes ? Apprenons maintenant quels astres contribuent à faire de beaux enfans.

On dit que dans les premiers tems, les hommes affligés se plaignirent souvent aux dieux, de ce qu'il paroissoit différens corps dont la difformité déshonoroit le genre humain. On ne sait quelle vicieuse influence du ciel, quel germe répandu dans les femmes, leur faisoit alors donner naissance à une race désagréable ;

mais dans ces tems fâcheux, rarement la beauté étoit le partage des maris ou de leurs épouses.

Le maître des dieux rassembla dans cette occasion les dieux et les déesses qui président aux mariages; Junon arriva la première, la reine de Cythère la suivit; vous y vîntes aussi père de la vendange, et vous Cérès qui prenez soin des moissons; car sans votre secours, qui pourroit cultiver vigoureusement le champ de son épouse? Le brillant Apollon assista aussi à ce conseil suprême. Tous ces dieux ayant pris place, Jupiter, assis sur son trône, rendit compte en peu de mots du murmure des humains sur la défectuosité de leur race. Apollon, ayant eu la permission de parler, se leva et dit: Dieux et déesses, l'ignorance des hommes sur ce qui se passe dans le mouvement des astres , et leurs habitudes vicieuses , sont la cause de cette difformité que l'on remarque dans les deux sexes. Qu'il me soit permis de vous expliquer quels sont les admirables vertus du ciel. Vous voyez ces feux brillans des constellations , du côté que l'espace des airs est entouré par le zodiaque , et ces douze signes qui représentent autant de figures différentes ; c'est de-là que viennent la beauté du visage et les grâces du corps ; c'est aussi la source de leur difformité ; car si dans le tems que les parties de la génération sont occupées à leurs fonctions , le Bélier s'élève (au mois de mars) dans le ciel avec sa toison enflammée , la femme qui concevra alors , ne fera rien de beau ; le col de son enfant sera allongé et ses cuisses seront mal proportionnées ; il courbera la tête et son œil fixera la terre ; sa peau sera dure et inégale, et ses cheveux blancs se joindront à la masse informe de son corps, surtout si le flambeau de Saturne ou celui de Mars font briller leurs rayons funestes, lorsque ce signe se lève ; car ces planètes chassent la beauté de tous lieux, elles sont peu agréables ; Mars dans le même signe, s'il n'est pas assez élevé, rend l'homme mauvais, furieux, séditieux : il est menacé de perdre une partie de son bien par les procès.

On ne sera pas étonné de la mauvaise influence de ces deux planètes, lorsqu'on saura que Saturne est lent dans sa marche, d'une couleur pâle et qu'il ne donne qu'une foible chaleur,

Saturne, au mois de germinal an 7, depuis le premier dudit mois jusqu'au onze, se lèvera à onze heures vingt-trois minutes du soir, et se couchera à deux heures quinze minutes du matin ; son passage au méridien est à sept heures dix-neuf minutes. Depuis le onze dudit mois jusqu'au vingt-un, il se lèvera à dix heures quarante-huit minutes du soir, et se couchera à une heure quarante minutes du matin ; son passage au méridien est à six heures quarante-quatre minutes. Du vingt-un au premier floréal, il se lèvera à dix heures douze minutes du soir, et se couchera à une heure quatre minutes du matin ; son passage au méridien sera à six heures huit minutes.

Mars, de couleur rouge, donne la vie plus forte que le soleil, mais elle est moins de durée à cause de son étonnante chaleur ; sa grande sécheresse rend les hommes altérés et déréglés pendant leur vie ; le mouvement tantôt rapide, tantôt rétrograde de cette planète, sa précipitation dans son ascension, et son abaissement, imprime dans les corps une disposition aux exercices violens ; sa grande chaleur, son mouvement inégal et violent, opposé à la lenteur de Saturne et à sa fraîcheur, peut produire ce contraste dans le caractère de l'homme.

Mars, dans le même mois, depuis le premier jusqu'au onze, se lèvera à sept heures cinquante-huit minutes du matin, et se couchera à onze heures trente-huit minutes du soir; son passage au méridien sera à trois heures quarante-huit minutes. Depuis le onze du même mois jusqu'au vingt-un, il se lèvera à sept heures quarante et une minutes du matin, et se couchera à onze heures trente-six minutes du soir ; son passage au méridien sera à trois heures trente-neuf minutes du soir. Depuis le vingt-un jusqu'au premier floréal, il se lève à sept heures vingt-cinq minutes du matin, et se couche à onze heures trente-deux minutes du soir; son passage au méridien sera à trois heures vingt-huit minutes.

Jupiter, dont la couleur est jaune et lumineuse, tire sa lumière du soleil et de la lune, les deux astres les plus bienfaisans; mais participant davantage aux vertus du soleil qu'à celles de la lune, la chaleur tempère son humidité. Cette planète, dans le signe du bélier, corrigera la mauvaise influence et donnera une vie longue, une bonne fortune, de la beauté, de l'honnêteté, l'amour de la vertu, des honneurs, des amis, des faveurs.

Depuis le premier germinal jusqu'au onze, Jupiter se lève à sept heures cinquante et une minutes du matin, et se couche à dix heures cinquante-trois minutes du soir; son passage au méridien est à trois heures vingt-deux minutes du soir. Depuis le onze du même mois jusqu'au vingt-un, il se lève à sept heures vingt minutes du matin, et se couche à dix heures vingt-neuf minutes du soir; son passage au méridien est à deux heures cinquante-trois minutes du soir. Depuis le vingt-un du même mois jusqu'au premier floréal, il se lève à six heures cinquante minutes du matin, et se couche à dix heures quatre minutes du soir; son passage au méridien est à deux heures vingt-six minutes du soir.

Le soleil, dans le même signe, sera très-favorable; Vénus qui tient du soleil et de la lune, mais plus de celle-ci à cause de sa grande humidité, donnera à l'enfant grâce, beauté, courage, affabilité, amitié des femmes, santé et prospérité; il sera en outre voluptueux, gai, musicien, danseur, un peu inconstant.

Vénus, depuis le premier germinal jusqu'au onze, se lève à six heures trente-cinq minutes du matin, et se couche à sept heures quarante-neuf minutes du soir; son passage au méridien est à une heure douze minutes du soir. Depuis le onze du même mois jusqu'au vingt-un, elle se lève à six heures vingt-trois minutes du matin, et se couche à huit heures vingt minutes du soir; son passage au méridien est à une heure vingt et une minutes du soir. Depuis le vingt-un du même mois jusqu'au premier floréal, elle se lève à six heures onze minutes du matin, et se couche à huit heures cinquante-sept minutes du soir; son passage au méridien est à une heure trente-trois minutes du soir.

Mercure, qui par sa nature est plus sec, plus humide que chaud, par sa présence dans le même signe, rendra l'enfant ingénieux, laborieux, savant, le douera d'un jugement sain et d'une bonne mémoire; il sera excellent écrivain, bon mathématicien, et possédera de grandes connoissances.

Mercure, depuis le premier germinal

jusqu'au onze, se lèvera à six heures deux minutes du matin, et se couchera à six heures du soir; son passage au méridien est à midi une minute. Depuis le onze du même mois jusqu'au vingt-un, il se lève à cinq heures cinquante-quatre minutes du matin, et se couche à sept heures vingt et une minutes du soir; son passage au méridien est à midi trente-six minutes du soir. Depuis le vingt-un du même mois jusqu'au premier floréal, il se lève à cinq heures quarante-trois minutes du matin, et se couche à huit heures vingt-huit minutes du soir; son passage au méridien est à une heure six minutes du soir.

La lune, qu'on peut regarder comme la nourrice de tout ce qui se produit, à cause de sa grande humidité et de la chaleur qu'elle emprunte du soleil ; dans le même signe, rendra l'enfant inconstant, très-entreprenant, aimant beaucoup à voyager ; il sera beau, sain, fortuné, d'une belle figure, mais un peu taché au visage.

La tête du dragon lunaire, au même signe , annoncera honneurs , dignités et faveurs des grands ; mais la queue présage perte de biens , d'honneurs , difformité , délicatesse de la vue et même danger de la perdre.

Les cornes rayonnantes du taureau (avril ou floréal), ni le cœur des Pleïades ne sont pas plus favorables à la génération ; quoique les filles de Pleïone , fières de leur beauté , fussent héritières des appas de leur mère , cependant elles ne forment rien de beau , à moins que la lune ne donne par l'éclat de la blancheur de ses rayons , la douceur et la blancheur à la peau.

Que dirons - nous encore du taureau ? L'enfant , conçu sous ce signe sauvage , a des narines longues et trop ouvertes , de grands yeux, mais louches, un front désagréable, les cheveux roux, les sourcils noirs, la couleur blanche et tachetée, la face longue, large et plate; il fera sortir de sa large poitrine une voix enrouée; il aura quelque chose de dur et de féroce dans sa physionomie; son corps sera paresseux et son esprit pesant; d'ailleurs, il sera laborieux, libéral, voluptueux, aimant le jeu et la danse; il sera sujet aux écrouelles, aux catharres, aux esquinancies et autres maladies du col; il se plaira dans les champs labourés, les vignes cultivées, les prés émaillés de verdure, les jardins et tous les lieux où la belle nature étale ses richesses et ses parfums.

Mais Saturne, dans ce signe, étant, pour nous servir des expressions des astrologues, *hors dé ses principales dignités* (1) , le ren- dra tellement dissipateur, qu'il se trouvera sans ressource ; mais s'il est dans son exaltation , il rendra l'homme riche et avare.

Saturne , depuis le premier floréal jusqu'au onze, se lève à neuf heures trente-neuf minutes du matin , et se cou- che à une heure vingt-neuf minutes du matin; il passera au méridien à cinq heures trente-quatre minutes du soir. Depuis le onze du même mois jusqu'au vingt-un , il se lève à neuf heures quatre minutes du matin , se couche à minuit cinquante-quatre minutes ; et passe au méridien à quatre heures cinquante-neuf minutes du soir. Depuis le vingt-un du même mois jusqu'au premier prairial , il se lève à huit heures vingt-huit minutes du matin, et se couche à minuit vingt-huit minutes du matin; il passe au méridien à quatre heures vingt-trois minutes du soir.

----

(1) On dit, en terme d'Astrologie , qu'une planète est dans ses principales dignités , lorsqu'elle est dans son plus haut point d'élévation.

Jupiter lui fera acquérir de grandes richesses par d'honnêtes moyens.

Jupiter, depuis le premier floréal jusqu'au onze, se lèvera à six heures dix-neuf minutes du matin, et se couchera à neuf heures trente-sept minutes du soir; il passera au méridien à une heure cinquante-huit minutes du soir. Depuis le onze du même mois jusqu'au vingt-un, il se lèvera à cinq heures quarante-sept minutes du matin, et se couchera à neuf heures onze minutes du soir; son passage au méridien à une heure trente minutes du soir. Depuis le vingt-un jusqu'au premier prairial, il se lèvera à cinq heures quinze minutes du matin, et se couchera à huit heures quarante-cinq minutes du soir; il passera au méridien à une heure du soir.

Mars l'excitera à dépenser follement son bien et le réduira à la dernière des misères.

Le soleil le rendra magnifique, libéral, courageux; mais sa libéralité se convertira en une funeste prodigalité.

Vénus lui sera favorable, lui procurera des richesses infinies par le moyen des femmes.

Vénus, depuis le premier floréal jusqu'au onze, se lèvera à six heures deux minutes du matin, et se couchera à neuf heures vingt-huit minutes du soir; elle passera au méridien à une heure quarante-cinq minutes du soir. Depuis le onze du même mois jusqu'au vingt-un, elle se lèvera à cinq heures cinquante-sept minutes du matin, et se conchera à neuf heures cinquante-six minutes du soir; elle passera au méridien à une heure cinquante-sept minutes du soir. Du vingt-un du même mois au premier prairial, elle se lèvera à six heures deux minutes du matin, et se couchera à dix heures vingt-quatre minutes du soir; elle passera au méridien à deux heures onze minutes.

Mercure le rendra habile négociant, bon écrivain, industrieux, mécanicien, et lui four-

nira mille moyens pour s'en-
richir.

Mercure, depuis le premier floréal jusqu'au onze, se lèvera à cinq heures vingt-six minutes du matin, et se couchera à huit heures cinquante-six minutes du soir ; il passera au méridien à une heure onze minutes du soir. Depuis le onze du même mois jusqu'au vingt-un, il se lèvera à quatre heures cinquante-sept minutes du matin, et se couchera à huit heures vingt-une minutes du soir; son passage au méridien à trente-huit minutes du soir. Depuis le vingt-un du même mois jusqu'au premier prairial, il se lèvera à quatre heures vingt et une minutes du matin, et se couchera à six heures cinquante-trois minutes du soir; il passera au méridien à onze heures quarante-quatre minutes du matin.

La lune, si elle est fortunée (1),

----

(1) La lune est fortunée quand elle croît, quand elle est dans les signes particuliers au soleil, et lorsque dans son cours elle parcourt plus de treize degrés onze minutes, en vingt-quatre heures.

promet

promet honneurs et richesses ; dans le cas contraire , c'est peine , travaux , sans rien avancer , et nulle réussite dans les entreprises.

Enfin, la tête du dragon, dans ce même signe , annonce richesse, fortune , grands héritages ; la queue du même dragon , ne présage que des choses sinistres , telles que pauvreté , prodigalité , destruction , etc.

Les gemeaux (mois de mai) donnent la beauté et les grâces au corps. Ceux qui sont nés sous le signe de ces deux beaux enfans de Léda , ont les yeux doux , le visage riant , une blancheur éblouissante répandue sur une peau très-unie ; de la douceur dans le caractère , l'esprit agréable , des talens naturels et un son de voix gracieux. Le fils de

Maïa (Mercure), dominant dans ce signe, contribue à joindre la facilité de s'exprimer aux agrémens de l'esprit et de la figure. Il sera laborieux, ingénieux, prudent, docile, bon mathématicien, excellent orateur ou marchand ; il se plaira dans les foires, les sociétés littéraires, dans les montagnes hautes, à la chasse et dans les concerts.

Mercure, depuis le premier prairial jusqu'au onze du même mois, se lèvera à trois heures cinquante et une minutes du matin, et se couchera à cinq heures cinquante - cinq minutes du soir ; il passera au méridien à dix heures cinquante-deux minutes du matin. Depuis le onze du même mois jusqu'au vingt-un, il se lèvera à trois heures vingt-cinq minutes du matin, et se couchera à cinq heures trente-trois minutes du soir ; il passera au méridien à dix heures vingt-neuf minutes du matiu. Depuis le vingt-un du même mois jusqu'au premier messidor, il se lèvera à trois heures cinq minutes du matin, et se couchera à cinq heures cinquante minutes du soir; il passera au méridien à dix heures vingt-six minutes du matin.

Saturne, dans ce signe, en détruira l'heureuse influence, il lui causera beaucoup de procès avec ses parens, le rendra malheureux dans quelques légers voyages qu'il entreprendra ; il sera de plus hypocrite, superstitieux, timide et s'épouvantant à cause de quelques songes terribles.

Saturne, du premier prairial jusqu'au onze, se lèvera à sept heures cinquante-deux minutes du matin, et se couchera à onze heures quarante-deux minutes du soir; il passera au méridien à trois heures quarante-sept minutes du soir. Depuis le onze du même mois jusqu'au vingt-un, il se lèvera à sept heures seize minutes du matin, et se couchera à onze heures quatre minutes du soir; il passera au méridien à trois heures dix minutes du soir. Du vingt-un du même mois jusqu'au premier messidor, il se lèvera à six heures quarante et une minutes du matin, et se couchera à dix heures vingt-sept minutes du soir; il passera au méridien à deux heures trente-quatre minutes du soir.

Jupiter, au contraire, annonce la paix et la concorde avec les parens, et donnera à l'homme beaucoup de prudence, de piété et de bonheur dans ses voyages.

Jupiter, du premier floréal au onze, se lèvera à quatre heures quarante-deux minutes du matin, et se couchera à huit heures vingt minutes; il passera au méridien à midi trente et une minutes du soir. Du onze du même mois au vingt-un, il se lèvera à quatre heures douze minutes du matin, et se couchera à sept heures cinquante-trois minutes du soir; il passera au méridien à midi deux minutes du soir. Du vingt-un du même mois au premier messidor, il se lèvera à trois heures trente et une minutes du matin, et se couchera à sept heures quinze minutes du soir ; il passera au méridien à onze heures vingt et une minutes du matin.

Mars annonce des injustices, des procès entre les frères qu'il fait bientôt mourir ; l'homme sera terrible, blasphêmateur, parjure, trompeur, malheureux dans ses voyages, et sujet à être attaqué des brigands.

Mars, du premier floréal au onze du même mois, se lèvera à six heures trente-six minutes du matin, et se couchera à dix heures cinquante-six minutes du soir ; il passera sous l'horison à deux heures quarante-six minutes du soir. Du onze du même mois au vingt un, il se lèvera à six heures vingt-neuf minutes du matin, et se couchera à dix heures quarante et une minutes du soir ; il passera au méridien à deux heures trente-cinq minutes du soir. Du vingt-un du même mois au premier messidor, il se lèvera à six heures dix-neuf minutes du matin, et se couchera à dix heures vingt minutes du soir ; il passera au méridien à deux heures vingt et une minutes du soir.

Le soleil présage beaucoup d'honneurs et de dignités hors. de son pays, et de longs voyages, des parens honnêtes, et des songes véritables.

Vénus, une grande amitié entre les frères, des voyages heureux, et des songes véritables.

Vénus, du premier prairial au onze, se lèvera à six heures dix minutes du matin, et se couchera à dix heures quarante minutes du soir ; elle passera au méridien à deux heures vingt-cinq minutes du soir. Du onze du même mois au vingt-un, elle se lèvera à six heures vingt-quatre minutes du matin, et se couchera à dix heures quarante-sept minutes du soir; elle passera au méridien à deux heures trente-cinq minutes du soir. Du vingt-un du même mois au premier messidor, elle se lèvera à six heures quarante-six minutes du matin, et se couchera à dix heures cinquante minutes du soir; elle passera au méridien à deux heures quarante-six minutes du soir.

La lune le rendra inconstant et errant ; cependant il se fera estimer et honorer dans toutes ses actions ; il trouvera dans ses voyages des bonnes fortunes , de bons amis qui lui procureront de bons emplois ; il se fera aimer et estimer de ses frères.

La tête du dragon , dans le même signe , annonce que ses frères auront un état élevé , et qu'ils seront plus puissans que lui : la queue , au contraire, prédit la mort des frères.

Oh ! que le hideux cancer (mois de juin), sortant de la mer, influe bien différemment au moment de la conception. Ce signe , formé de deux étoiles immondes , étendant ses pattes crochues , donne des membres contrefaits , des petits yeux , des dents affreuses et mal arrangées , un gros ventre et des bras grêles. Les hommes ; sous ce signe, seront cependant aimables, inconstans et un peu paresseux ; ils aimeront à voyager sur mer et sur terre ; ils se plairont près des étangs, des lacs, des rivières et de la mer.

Dans ce signe, Saturne (hors de ses dignités) annonce la dissipation du patrimoine et une extrême pauvreté : dans le sens contraire, il promet une grande fortune.

Saturne, du premier messidor au onze, se lèvera à six heures six minutes du matin, et se couchera à neuf heures cinquante minutes du soir ; il passera au méridien à une heure cinquante-huit minutes du soir. Du onze du même mois au vingt-un, il se lèvera à cinq heures trente-deux minutes du matin, et se couchera à neuf heures douze minutes du soir ; il passera au méridien à une heure vingt-deux minutes du soir. Du vingt - un messidor au premier thermidor,

thermidor, il se lèvera à quatre heures cinquante-neuf minutes du matin, et se couchera à huit heures trente-cinq minutes du soir; il passera au méridien à midi quarante-sept minutes du soir.

Jupiter présage beaucoup de richesses et des héritages inattendus.

Jupiter, du premier messidor au onze, se lèvera à trois heures trois minutes du matin, et se couchera à six heures cinquante-trois minutes du soir; il passera au méridien à dix heures cinquante-huit minutes du matin. Du onze du même mois au vingt-un, il se lèvera à deux heures trente-deux minutes du matin, et se couchera à six heures dix-huit minutes du soir; il passera au méridien à dix heures vingt minutes du matin. Depuis le vingt-un du même mois au premier thermidor, il se lèvera à une heure cinquante-neuf minutes du matin, et se couchera à cinq heures cinquante minutes du soir; il passera au méridien à neuf heures cinquante minutes du matin.

Mars annonce la perte de sa

fortune par les flammes ; destruction de plantations , dissipation
d'héritages , une mauvaise fin ,
l'effusion de sang , des plaies ,
mauvaise réputation et la briéveté
de la vie du père.

Mars, du premier messidor au onze ,
se lèvera à six heures dix minutes du
matin , et se couchera à dix heures du
soir ; il passera au méridien à deux
heures cinq minutes du soir. Du onze
du même mois au vingt-un . il se lèvera
à six heures deux minutes du matin , et
se couchera à neuf heures quarante minutes du soir ; il passera au méridien à
une heure cinquante et une minutes du
soir. Du vingt-un messidor au premier
thermidor, il se lèvera à cinq heures cinquante-six minutes du matin, et se couchera à neuf heures douze minutes du
soir ; il passera au méridien à une
heure trente-quatre minutes.

Le soleil , outre ses bienfaits
ordinaires , lui donne la faculté
de prévoir les choses futures.

Vénus a la même signification.

Vénus, du premier messidor au onze, se lèvera à sept heures dix minutes du matin, et se couchera à dix heures trente-six minutes du soir; elle passera au méridien à deux heures cinquante-trois minutes du soir. Du onze du même mois au vingt-un, elle se lèvera à sept heures trente minutes du matin, se couchera à dix heures vingt-deux minutes du soir; elle passera au méridien à deux heures cinquante-six minutes du soir. Du vingt-un du même mois au premier thermidor, elle se lèvera à sept heures cinquante-trois minutes du matin, et se couchera à dix heures trois minutes du soir; elle passera au méridien à deux heures cinquante-huit minutes du soir.

Mercure (fortuné) rend l'homme industrieux, prévoyant; il achètera des rentes, des maisons et autres possessions; il se plaira dans la culture des plantes; il amassera de l'or et de l'argent.

Mercure (infortuné) le rendra querelleur, son caractère acariâtre le fera détester de ses voisins.

Mercure, du premier messidor au onze du même mois, se lèvera à trois heures deux minutes du matin, se couchera à six heures cinquante minutes du soir; il passera au méridien à dix heures quarante-huit minutes du matin. Du onze au vingt-un, il se lèvera à trois heures trente minutes du matin, et se couchera à sept heures quarante-cinq minutes du soir; il passera au méridien à onze heures trente-sept minutes du matin. Du vingt-un du même mois au premier thermidor, il se lèvera à quatre heures vingt et une minutes du matin, et se couchera à huit heures vingt-huit minutes du soir; il passera au méridien à midi vingt-cinq minutes du soir.

La lune est semblable à Mercure, excepté qu'on achètera de préférence des moulins, des étangs, etc. ; elle rend l'homme d'abord malheureux, mais sur la fin de sa vie il sera plus heureux, sur-tout s'il est né pendant la nuit.

Le lion (au mois de juillet)

donne aux enfans une belle stature, ils ont le poil et les cheveux dorés, le nez plat, le front
carré, les yeux animés, la poitrine large ; ils sont généreux, ma-
gnanimes et robustes ; ils se plaisent dans les édifices somptueux.

Saturne, dans ce signe, signifie
tristesse, incivilité, mauvaise
grâce, malpropreté, privation
ou mort d'enfant.

Saturne, du premier au onze thermidor, se lèvera à quatre heures vingt-
six minutes du matin, et se couchera à
sept heures cinquante-six minutes du
soir ; il passera au méridien à midi onze
minutes du soir. Du onze au vingt-un
du même mois, il se lèvera à trois
heures cinquante-quatre minutes du matin, et se couchera à sept heures vingt-
quatre minutes du soir ; il passera au méridien à onze heures trente-neuf minutes du matin. Du vingt-un du même
mois au premier fructidor, il se lèvera
à trois heures vingt-trois minutes du
matin, et se couchera à six heures cin-

quante-trois minutes du soir ; il passera au méridien à onze heures huit minutes du matin.

Jupiter y donne des grâces infinies, de la probité, de la prudence, des richesses et des honneurs ; il fait aimer la parure et les odeurs.

Jupiter, du premier thermidor au onze, se lèvera à une heure vingt-quatre minutes du matin, et se couchera à cinq heures vingt-quatre minutes du soir ; il passera au méridien à neuf heures vingt-quatre minutes du matin. Du onze au vingt-un du même mois, il se lèvera à cinquante-quatre minutes du matin, et se couchera à quatre heures cinquante-quatre minutes du soir ; il passera au méridien à huit heures cinquante-six minutes du matin. Du vingt-un du même mois au premier fructidor, se lèvera à minuit vingt-six minutes du matin, se couchera à quatre heures vingt-sept minutes du soir ; et passera au méridien à huit heures vingt-six minutes du matin.

Mars fait mourir les enfans, il

rend l'homme extrêmement malheureux ; s'il est (hors de ses
principales dignités) dans le cas
contraire , il rend l'homme li-
bertin , impudent , téméraire ,
avec beaucoup d'enfans naturels
et d'une mauvaise conduite.

Mars, du premier thermidor jusqu'au
onze, se lèvera à cinq heures cinquante-
deux minutes du matin, se couchera à
huit heures quarante-six minutes du
soir; et passera au méridien à une
heure dix-neuf minutes du soir. Du onze
du même mois au vingt-un. il se lèvera
à cinq heures quarante-huit minutes du
matin, se couchera à huit heures vingt-
deux minutes du soir; et passera au
méridien à une heure six minutes du
soir. Du vingt-un du même mois au premier fructidor, il se lèvera à cinq heures
quarante-quatre minutes du matin, se
couchera à sept heures cinquante-six
minutes du soir, et passera au méridien
à midi cinquante minutes du soir.

Le soleil est aussi favorable
que Jupiter.

Vénus rend l'homme gai, aimable, aimant la danse, les jeux ; il se distingue par son courage, sa magnificence ; il aime la musique ; il est heureux en enfans, voluptueux et un peu jaloux.

Vénus, du premier thermidor au onze, se lèvera à huit heures seize minutes du matin, se couchera à neuf heures trente-huit minutes du soir; et passera au méridien à deux heures cinquante-sept minutes du soir. Du onze au vingt-un du même mois, elle se lèvera à huit heures trente-six minutes du matin, se couchera à neuf heures quinze minutes du soir; et passera au méridien à deux heures cinquante-six minutes du soir. Du vingt-un du même mois au premier fructidor, elle se lèvera à huit heures cinquante-quatre minutes du matin, se couchera à huit heures quarante-huit minutes du soir; et passera au méridien à deux heures cinquante et une minutes du soir.

Mercure rendra l'homme bavard, ironique, courageux, bon écrivain, bon peintre, très-industrieux, musicien, voluptueux, fuyant les affaires et les embarras, heureux en enfans et se plaisant à voyager.

Mercure, du premier au onze thermidor, se lèvera à cinq heures trente et une minutes du matin, se couchera à huit heures quarante et une minutes du soir; et passera au méridien à une heure six minutes du soir. Du onze du même mois au vingt-un, il se lèvera à six heures vingt-huit minutes du matin, se couchera à huit heures trente et une minutes du soir; et passera au méridien à une heure trente et une minutes du soir. Du vingt-un du même mois au premier fructidor, il se lèvera à sept heures dix minutes du matin, se couchera à huit heures douze minutes du soir; et passera au méridien à une heure quarante et une minutes du soir.

La lune le fera chérir du peuple qui lui donnera sa voix, il en sera richement récompensé; il aimera la bonne table et sera heureux en enfans.

La vierge (mois d'août, qui comprend une partie de thermidor et de fructidor) donnera des enfans de médiocre grandeur, ils auront le corps droit, le visage agréable et une bonne voix ; ils seront aimables, humains, prudens, dociles, ingénieux, avides de gloire et d'honneurs, bons écrivains, bons géomètres et amis des spectacles ; ils se plairont dans le négoce, les écoles publiques et les campagnes.

Saturne, dans ce signe, occasionnera des douleurs de ventre et de dents, et d'autres maladies ; le cultivateur aura de mauvais serviteurs, il sera malheureux en brebis, en moutons et en toute espèce de bétail.

Saturne, du premier au onze de fructidor, se lèvera à deux heures cinquante-deux minutes du matin, se couchera à six heures douze minutes du soir; et passera au méridien à dix heures trente-deux minutes du matin. Du onze du même mois au vingt-un, il se lèvera à deux heures vingt-minutes du matin, se couchera à cinq heures quarante minutes du soir; et passera au méridien à dix heures du matin. Du vingt-un du même mois aux jours complémentaires, il se lèvera à une heure cinquante et une minutes du matin, se couchera à cinq heures sept minutes du soir; et passera au méridien à neuf heures vingt-neuf minutes du matin.

Pendant les six jours complémentaires il se lèvera, jusqu'au premier vendémiaire an huit, à une heure seize minutes du matin, se couchera à quatre heures trente minutes du soir; et passera au méridien à huit heures cinquante-sept minutes du matin.

Jupiter donnera de bons serviteurs, une santé parfaite, une bonne fortune et beaucoup de réussite si l'on élève des troupeaux.

Jupiter, du premier au onze fructidor, se lèvera à onze heures cinquante-deux minutes du soir, se couchera à trois heures cinquante-quatre minutes du soir; et passera au méridien à sept heures cinquante-trois minutes du matin. Du onze au vingt-un du même mois, il se lèvera à onze heures dix-huit minutes du soir, se couchera à trois heures vingt et une minutes du soir; et passera au méridien à sept heures vingt-deux minutes du matin. Du vingt-un du même mois aux jours complémentaires, il se lèvera à dix heures cinquante-quatre minutes du soir, se couchera à deux heures cinquante-trois minutes du soir; et passera au méridien à six heures cinquante-deux minutes du matin.

Du premier jour complémentaire au premier vendémiaire an 8, il se lèvera à dix heures seize minutes du soir, se couchera à deux heures dix-huit minutes du soir; et passera au méridien à six heures vingt et une minutes du matin.

Mars, étant élevé, donnera des enfans courageux qui braveront un jour les périls des combats ;

il leur donnera aussi les talens nécessaires pour être bons médecins. Cette planète, étant hors de ses principales dignités, donnera des enfans sujets aux maladies aiguës, pestilentielles et épidémiques ; ils seront mauvais soldats, rebelles et enclins au vol.

Mars, du premier au onze fructidor, se lèvera à cinq heures quarante-deux minutes du matin, se couchera à sept heures trente minutes du soir ; et passera au méridien à midi trente-six minutes du soir. Du onze au vingt-un du même mois, il se lèvera à cinq heures quarante et une minutes du matin, se couchera à sept heures dix minutes du soir ; et passera au méridien à midi vingt-cinq minutes du soir. Du vingt-un au premier jour complémentaire, il se lèvera à cinq heures quarante minutes du matin, se couchera à six heures quarante minutes du soir ; et passera au méridien à midi onze minutes du soir.

Du premier jour complémentaire au premier vendémiaire, an 8, il se lèvera à cinq heures trente-neuf minutes du matin, se couchera à six heures dix-sept minutes du soir, et passera au méridien à minuit deux minutes du matin.

Le soleil le rendra foible de corps, sujet aux maux de cœur, et misantrope.

Vénus le rendra foible des reins, et par conséquent peu propre à l'acte de la génération, ou elle donnera une bonne santé, il sera bon et fidèle, et heureux s'il élève des troupeaux ; dans cette circonstance cette planète inspire une violente inclination pour les servantes, et aux femmes un penchant pour leurs serviteurs ; elles sont d'ailleurs menacées de la mort aux enfantemens.

Vénus, du premier au onze fructidor, se lèvera à neuf heures onze minutes du matin, se couchera à huit heures dix-neuf minutes du soir ; et passera au méridien à deux heures quarante-cinq minutes du soir. Du onze au vingt-un du même mois, elle se lèvera à neuf heures vingt-deux minutes du matin, se couchera à sept heures cinquante-deux minutes du soir; et passera au méridien à deux heures trente-sept minutes du soir. Du vingt-un du même mois au premier jour complémentaire, elle se lèvera à neuf heures vingt-neuf minutes du matin, se couchera à sept heures dix-huit minutes du soir; et passera au méridien à deux heures vingt-quatre minutes du soir.

Du premier jour complémentaire au premier vendémiaire, an 8, elle se lèvera à neuf heures vingt-trois minutes du matin, se couchera à six heures quarante-trois minutes du soir ; et passera au méridien à deux heures trois minutes du soir.

Mercure signifie que l'enfant trompera les femmes, et sera, à son tour, trompé par elles et par ses serviteurs ; il sera d'ailleurs fourbe, dissimulé et calomniateur. S'il est en conjonction avec Saturne ou Mars, il menace d'une mort violente soit par le poison, par la trahison des valets ou dans la prison.

Mercure, du premier fructidor au onze du même mois, se lèvera à sept heures trente-trois minutes du matin, se couchera à sept heures quarante et une minutes du soir; et passera au méridien à une heure trente-sept minutes du soir. Du onze du même mois au vingt-un, il se lèvera à sept heures dix-neuf minutes du matin, se couchera à sept heures cinq minutes du soir; et passera au méridien à une heure douze minutes du soir. Du vingt-un du même mois au premier jour complémentaire, il se lèvera à six heures seize minutes du matin, se couchera à six heures quinze minutes du soir; et passera au méridien à seize minutes du soir.

Du premier jour complémentaire au premier vendémiaire, an 8, il se lèvera à quatre heures quarante-six minutes du matin, se couchera à six heures trente-quatre minutes du soir; et passera au méridien à onze heures treize minutes du soir.

La

La lune rendra les yeux et le cerveau foibles ; l'enfant éprouvera de fréquentes maladies, de grandes discussions s'élèveront entre lui et ses parens ; les femmes le haïront ; sa société ordinaire sera composée d'hommes méprisables : telle est l'influence de la lune lorsqu'elle est infortunée ; mais si elle est fortunée, elle promet une bonne santé, beaucoup de bonheur dans l'entretien des troupeaux, et une grande fidélité de la part des domestiques.

La tête du dragon, dans le même signe, préservera de maladies, donnera de bons serviteurs, fera réussir si l'on élève des troupeaux : la queue présage le contraire.

La balance, mois de septembre, correspondant à une partie de fructidor et de vendémiaire (1) , à son lever ne sera pas moins favorable ; c'est la mère des grâces, elle donne des garçons et des filles qui sont d'une beauté charmante ; ils auront le corps très-blanc , mais les yeux un peu troubles ; ils seront modestes et estimés ; ils se plairont dans les jeux , les danses , les concerts , la chasse et le barreau ; ils seront sujets aux supressions d'urine, au flux de sang , à la pierre et à l'obscurité des yeux ; ils aimeront les tribunaux , les collines chargées de fruits et de vin.

Dans ce signe, Saturne (hors de ses principales dignités) annonce qu'on épousera une mau-

____

(1) On a suivi dans cet ouvrage l'ordre de l'année astronomique, qui commence au mois de mars.

vaise femme, ou notée d'infamie ; il annonce aussi la ruine des ennemis, avec menace de périr malheureusement : s'il est dans son exaltation, il annonce que la femme sera riche, et qu'on aura de puissans ennemis.

Saturne, du premier au onze vendémiaire, se lèvera à onze heures cinquante-quatre minutes du soir, se couchera à trois heures trente-deux minutes du soir ; et passera au méridien à sept heures quarante-sept minutes du matin. Du onze au vingt-un du même mois, il se lèvera à onze heures vingt-deux minutes du soir, se couchera le lendemain à trois heures du soir ; et passera au méridien à sept heures quinze minutes du matin. Du vingt-un du même mois au premier brumaire, il se lèvera à dix heures quarante-six minutes du soir, se couchera à deux heures vingt-quatre minutes du soir ; et passera au méridien à six heures trente-neuf minutes du matin.

Jupiter lui promet un heureux mariage ; sa femme sera honnête, vertueuse, belle et riche ; il vaincra ses ennemis, et aura une vieillesse très-heureuse.

Jupiter, du premier au onze vendémiaire, se lèvera à huit heures huit minutes du soir, se couchera à onze heures douze minutes du matin ; et passera au méridien à trois heures quarante minutes du matin. Depuis le onze du même mois jusqu'au vingt-un, il se lèvera à sept heures vingt-neuf minutes du soir, se couchera à dix heures vingt minutes du matin ; et passera au méridien à deux heures cinquante-huit minutes du matin. Du vingt-un au premier brumaire, il se lèvera à six heures quarante-quatre minutes du soir, se couchera à neuf heures quarante-huit minutes du matin ; et passera au méridien à deux heures dix-huit minutes du matin.

Mars dénote toujours de puissans ennemis, des femmes et des maris grossiers et brutaux. L'homme sera impudent, téméraire, lubrique ; il sera exposé à être tué, et à se faire couper les pieds et les mains.

Mars, du premier au onze du mois de vendémiaire, se lèvera à cinq heures trente-neuf minutes du matin, se couchera à trois heures vingt-cinq minutes du soir; et passera au méridien à dix heures trente-deux minutes du soir. Du onze du même mois au vingt-un, il se lèvera à quatre heures cinquante-deux minutes du matin, se couchera à deux heures cinquante-trois minutes du soir; et passera au méridien à neuf heures cinquante - sept minutes du soir. Du vingt-un du même mois au premier brumaire, il se lèvera à quatre heures dix-sept minutes du matin, se couchera à deux heures vingt-deux minutes du soir; et passera au méridien à neuf heures dix-neuf minutes du soir.

Le soleil promet de terribles ennemis, une femme riche appartenante à une famille honnête, et une heureuse vieillesse.

Vénus, un honnête mariage

avec une femme riche et vertueuse, une heureuse vieillesse.

Vénus, du premier au onze vendémiaire, se lèvera à trois heures trente-
neuf minutes du matin, se couchera à
cinq heures vingt-trois minutes du soir;
et passera au méridien à dix heures
trente minutes du matin. Du onze au
vingt-un du même mois, elle se lèvera
à quatre heures sept minutes du matin,
se couchera à cinq heures quinze minutes du soir; et passera au méridien à
dix heures quarante minutes du matin.
Du vingt-un du même mois au premier
brumaire, elle se lèvera à quatre heures
quarante minutes du matin, se couchera
à cinq heures du soir; et passera au méridien à dix heures cinquante minutes
du matin.

La lune, l'avantage des femmes,
beaucoup de querelles, de procès,
et le desir de changer de pays.

Mercure, des gens voluptueux,
des querelles entre le mari et la
femme à cause de ses inclinations
impudiques; s'il est avec Saturne

ou Mars, il tuera sa femme ; il sera tué ou mis en prison et condamné au supplice.

Mercure, du premier au onze vendémiaire, se lèvera à sept heures du matin, se couchera à six heures deux minutes du soir ; et passera au méridien à midi trente et une minutes du soir. Du onze du même mois au vingt-un, se lèvera à cinq heures vingt-quatre minutes du matin, se couchera à cinq heures vingt-trois minutes du soir ; et passera au méridien à onze heures vingt-deux minutes du matin. Du vingt-un au premier brumaire, il se lèvera à quatre heures quarante-six minutes du matin, se couchera à cinq heures huit minutes du soir ; et passera au méridien à dix heures cinquante-sept minutes du matin.

L'affreux scorpion (au mois d'octobre, comprenant une partie de vendémiaire et de brumaire), défiguré par ses membres, traîne dans l'immensité des airs sa queue envenimée, et déteste tout ce qui est beau. Que peut-on attendre du meurtrier d'Orion, né de la poussière fétide de la terre? Il donne de petits yeux et des cheveux roux ; de grands pieds et de longues cuisses , la poitrine large et la tête mal faite ; ils sont curieux, calomniateurs, méchans, bavards , espions , traîtres , empoisonneurs ; ils sont sujets au mal d'yeux , à la teigne , aux chancres , à la lêpre et aux maladies qui défigurent le visage ; ils se plairont dans les jardins mal en ordre et dans tous les lieux infects et abondans en insectes.

Quant aux influences des planètes dans ce signe, Saturne (hors de ses dignités) signifie mort étrange , tourmens , peines , angoisses, pauvreté : dans son exaltation, héritage inattendu , mort de quelque maladie pestilentielle ou épidémique ,

épidémique, ou de quelque maladie froide et longue.

Saturne, du premier brumaire au
onze, se lèvera à dix heures douze minutes du soir, se couchera à une
heure quarante et une minutes du soir;
et passera au méridien à six heures
quatre minutes du matin. Du onze au
vingt-un du même mois, il se lèvera à
neuf heures trente-quatre minutes du
soir, se couchera à une heure dix minutes du soir; et passera au méridien à
cinq heures vingt-six minutes du matin.
Du vingt-un du même mois au premier
frimaire, il se lèvera à huit heures cinquante-quatre minutes du soir, se couchera à trente minutes du soir; et passera au méridien à quatre heures quarante-six minutes du matin.

Jupiter, lui donne longue vie,
c'est-à-dire, jusqu'à soixante-
douze ans; beaucoup d'héritages,
des femmes et une douce mort.

Jupiter, du premier au onze brumaire, se lèvera à six heures sept minutes du soir, se couchera à neuf heures

G

sept minutes du matin ; et passera au méridien à une heure quarante et une minutes du matin. Du onze du même mois au vingt-un, il se lèvera à cinq heures vingt-sept minutes du soir, se couchera à huit heures vingt-deux minutes du matin ; et passera au méridien à cinquante-sept minutes du matin. Du vingt-nn du même mois au premier frimaire, il se lèvera à quatre heures quarante-deux minutes du soir, se couchera à sept heures trente-cinq minutes du matin ; et passera au méridien à douze minutes du soir.

Mars, n'étant point dans son exaltation, annonce une mort violente, soit par perte, épidémie ou suicide ; si cette planète est avec la tête du dragon, il sera pendu : cette planète, dans son exaltation, promet de grands biens, cependant avec beaucoup de peines et de procès.

Mars, depuis le premier brumaire jusqu'au onze, se lèvera à trois heures trente-huit minutes du soir, se couchera

à une heure cinquante-huit minutes du
matin ; et passera au méridien à huit
heures quarante-huit minutes du soir.
Du onze du même mois au vingt-un, il
se lèvera à trois heures sept minutes du
soir, se couchera à une heure quarante
et une minutes du matin ; et passera au
méridien à huit heures vingt-quatre minutes du soir. Du vingt-un du même
mois au premier frimaire, il se lèvera
à deux heures trente minutes du soir,
se couchera à une heure vingt et une minutes du matin ; et passera au méridien
à sept heures cinquante-cinq minutes
du soir.

Le soleil annonce une mort
prématurée, présage une courte
vie au père, des héritages à l'enfant, mais la perte de ses biens
par la violence d'un homme puissant. Quant à sa mort, il sera
pendu, brûlé, fracassé par une
chûte ou noyé ; selon que cet
astre sera plus ou moins chaud,
plus ou moins humide.

Le soleil étant au scorpion, il est menacé de mourir de la peste, de la morsure des chiens enragés ou des bêtes vénimeuses.

Vénus, y promet une bonne mort, une longue vie avec beaucoup de richesses.

Vénus, du premier au onze brumaire, se lèvera à cinq heures treize minutes du matin, se couchera à quatre heures quarante-sept minutes du soir; et passera au méridien à dix heures cinquante-neuf minutes du matin. Du onze du même mois au vingt-un, elle se lèvera à cinq heures quarante et une minutes du matin, se couchera à quatre heures trente-quatre minutes du soir; et passera au méridien à onze heures sept minutes du matin. Du vingt-un du même mois au premier frimaire, elle se lèvera à six heures douze minutes du matin, se couchera à quatre heures dix-sept minutes du soir; et passera au méridien à onze heures quinze minutes du soir.

Mercure annonce l'inimitié des voisins, le faux espoir d'un héritage, et une mort causée par une trop grande application aux affaires.

Mercure, du premier au onze brumaire, se lèvera à cinq heures vingt-sept minutes du matin, se couchera à quatre heures cinquante-sept minutes du soir; et passera au méridien a onze heures onze minutes du matin. Du onze du même mois au vingt-un, il se lèvera à six heures dix-sept minutes du matin, se couchera à quatre heures quarante-huit minutes du soir; et passera au méridien à onze heures trente et une minutes du matin. Du vingt-un du même mois au premier frimaire, il se lèvera à sept heures sept minutes du matin, se couchera à quatre heures trente-huit minutes du soir; et passera au méridien à onze heures cinquante-neuf minutes du matin.

La lune, beaucoup d'héritages, de richesses du côté des femmes avec une longue vie ; mais si elle est dans son déclin, c'est une courte vie, la prison, les calomnies et faux témoignages contre la personne, des procès, des querelles, beaucoup de peines, et des tourmens.

La tête du dragon annonce héritages, richesses, honneurs, libéralités et une mort tranquille : la queue y dénote le contraire.

Pour Chiron, ce précepteur d'Achille, le sagittaire (au mois de novembre, qui comprend une partie de brumaire et de frimaire), il ne défigure pas ainsi les enfans ; il rend les conceptions heureuses. Ceux qui naissent sous ce signe ont une figure également belle et agréable, grands, bien faits, la poitrine ample, les yeux brillans ; ils sont justes et bienfaisans ; les maladies auxquelles ils sont sujets sont l'affoiblissement de la vue, les chûtes, les fièvres, les plaies et le danger d'être blessé par des chevaux ; leurs professions seront le négoce, la magistrature et la chasse ; ils se plairont dans les jardins et les lieux où paissent les chevaux.

Les planètes, dans ce signe, dénotent, savoir : Saturne, des songes terribles, d'horribles visions, tout ce qui tient à la superstition, un ennui presque continuel, et un grand trouble dans l'esprit.

Du premier au onze frimaire, Saturne se lèvera à huit heures onze minutes du matin, se couchera à onze heures quarante-neuf minutes du soir; et passera au méridien à quatre heures quatre minutes du matin. Du onze au vingt-un du même mois, il se lèvera à sept heures vingt-sept minutes du matin, se couchera à onze heures quinze minutes du soir; et passera au méridien à trois heures vingt minutes du matin. Du vingt-un du même mois au premier nivose, il se lèvera à six heures trente-neuf minutes du matin, se couchera à dix heures dix-sept minutes du soir; et passera au méridien à deux heures trente-deux minutes du matin.

Jupiter, l'amour de la vertu et des voyages heureux.

Jupiter, du premier au onze frimaire, se lèvera à trois heures cinquante-cinq minutes du matin, se couchera à six heures quarante-cinq minutes du soir; et passera au méridien à onze heures vingt minutes du soir. Du onze du même mois au vingt-un, il se lèvera à trois heures quatorze minutes du matin, se couchera à cinq heures cinquante-sept minutes du soir; et passera au méridien à dix heures trente-quatre minutes du soir. Du vingt-un du même mois au premier nivose, il se lèvera à deux heures vingt-cinq minutes du matin, se couchera à cinq heures sept minutes du soir; et passera au méridien à neuf heures quarante-six minutes du soir.

Mars, n'étant pas élevé, annonce beaucoup de dangers dans les voyages, de la témérité, de la violence, de l'impudence; beaucoup d'adresse dans les armes, et de bravoure, si cette planète est un peu élevée; mais si elle est dans sa principale élévation, elle rend l'homme hardi, vaillant et même terrible.

Mars, du premier au onze frimaire, se lèvera à une heure cinquante-deux minutes du soir, se couchera à une heure six minutes du matin; et passera au méridien à sept heures vingt-neuf minutes du soir. Du onze au vingt-un du même mois, il se lèvera à une heure dix-neuf minutes du soir, se couchera à cinquante-quatre minutes du matin; et passera au méridien à sept heures sept minutes du soir. Du vingt-un du même mois au premier nivose, il se lèvera à quarante minutes du soir, se couchera à quarante minutes du matin; et passera au méridien à six heures quarante minutes du soir.

Le soleil, beaucoup d'amour pour la vertu, de gains dans ses voyages, et beaucoup d'honneur dans sa profession ; les songes seront vrais.

Vénus promet les mêmes avantages ; en outre elle ôte le desir de se marier.

Vénus, du premier au onze frimaire, se lèvera à six heures quarante-deux minutes du matin, se couchera à quatre heures quatre minutes du soir ; et passera au méridien à onze heures vingt et une minutes du matin. Du onze au vingt-un du même mois, elle se lèvera à sept heures six minutes du matin, se couchera à trois heures cinquante-six minutes du soir ; et passera au méridien à onze heures trente minutes du matin. Du vingt-un du même mois au premier nivose, elle se lèvera à sept heures trente minutes du matin, se couchera à trois heures cinquante-deux minutes du soir ; et passera au méridien à onze heures quarante minutes du matin.

Mercure, de vastes connoissances, beaucoup de gains dans un commerce lointain, et une excellente réputation.

Mercure, du premier au onze frimaire, se lèvera à huit heures trois minutes du matin, se couchera à quatre heures vingt-neuf minutes du soir ; et passera au méridien à seize minutes du soir. Du onze du même mois au vingt-un, il se lèvera à huit heures quarante-deux minutes du matin, se couchera à quatre heures trente-cinq minutes du soir ; et passera au méridien à trente-neuf minutes du soir. Du vingt-un du même mois au premier nivose, il se lèvera à neuf heures quinze minutes du matin, se couchera à quatre heures cinquante-quatre minutes du soir ; et passera au méridien à une heure onze minutes du soir.

La lune, de longs voyages, de l'inconstance dans les mœurs et la fortune.

Le capricorne (au mois de décembre, qui comprend une partie de frimaire et de nivose), hérissé est languissant ; ceux qui naissent sous ce signe sont d'une petite stature, la face brune et les yeux assez beaux. Leur corps respire une mauvaise odeur ; ils sont cependant ingénieux, de plus, ils sont tristes, secrets et prudens ; leur profession la plus chérie sera d'être laboureurs, bergers, pêcheurs, mariniers et acheteurs de rentes. Les maladies auxquelles ils seront le plus sujets, seront la gale, la lêpre et toutes celles qui attaquent la peau, la surdité, la perte de la voix ; ils se plairont dans les lieux obscurs, profonds et pleins de vapeurs, dans les prisons et les cavernes.

Saturne, n'étant pas à son point d'élévation, promet beaucoup d'infortunes et même la captivité. Si cet astre se rencontre avec Jupiter, on sera condamné injustement : s'il se rencontre avec Mars, on périra d'une manière infamante pour punition de ses crimes : s'il se rencontre avec Mercure, on périra comme faux témoin : s'il se rencontre avec Vénus et Mars, on sera condamné aux fers : mais Saturne, dans son point d'élévation, promet beaucoup d'honneurs et de dignités.

Saturne, du premier au onze nivose, se lèvera à cinq heures cinquante-trois minutes du soir, se couchera à neuf heures trente-trois minutes du matin ; et passera au méridien à une heure quarante-sept minutes du matin. Du onze au vingt-un du même mois, il se lèvera à cinq heures six minutes du soir, se couchera à huit heures quarante-six minutes du matin ; et passera au méridien à une heure du matin. Du vingt-un au premier pluviose, il se lèvera à quatre heures dix-huit minutes du soir, se couchera à sept heures cinquante-six minutes du matin ; et passera au méridien à minuit onze minutes.

Jupiter annonce qu'on sera fort honoré dans sa profession ,

et qu'on jouira d'une excellente
renommée.

Jupiter, du premier au onze nivose,
se lèvera à une heure trente-neuf minutes du soir, se couchera à quatre
heures dix-neuf minutes du matin; et
passera au méridien à huit heures cinquante-neuf minutes du soir. Du onze
au vingt-un, il se lèvera à midi quarante-neuf minutes, se couchera à trois
heures vingt-trois minutes du matin;
et passera au méridien à huit heures
douze minutes du soir. Du vingt-un au
premier pluviose, il se lèvera à midi
dix-sept minutes, se couchera à deux
heures quarante-huit minutes du matin;
et passera au méridien à sept heures
trente-trois minutes du soir.

Mars, n'étant pas dans son
élévation, rendra l'homme terrible, cruel, séditieux, arrogant,
dissipateur de ses biens, usurpa-
teur de ceux d'autrui; il sera
détesté de ses parens, sera mis
en prison et périra par la main
du bourreau. Si, au contraire,

cette planète est dans son élévation, l'homme sera vaillant, hardi
et heureux dans les combats.
Cette planète, se rencontrant
avec Jupiter, rendra l'homme
heureux et le fera parvenir aux
premières places de la magistrature.

Le soleil promet honneurs,
dignités, puissances, crédit,
estime du peuple, avec beaucoup
de richesses.

Mars, du premier au onze nivose,
se lèvera à quinze minutes du matin,
se couchera à trente et une minutes du
soir; et passera au méridien à six heures
quinze minutes du soir. Du onze au
vingt-un du même mois, il se lèvera à
onze heures trente-trois minutes du
matin, se couchera à midi seize minutes; et passera au méridien à cinq
heures cinquante-quatre minutes du soir.
Du vingt-un du même mois au premier
pluviose, il se lèvera à dix heures cinquante-quatre minutes du matin, se
couchera à minuit deux minutes; et

passera au méridien à cinq heures vingt-huit minutes du soir.

Vénus donne grâces, beauté, courage, civilité, amour des femmes, bonne santé et bonheur. L'homme sera voluptueux, gai, aimant la musique et la danse ; il sera néanmoins un peu inconstant.

Vénus, du premier au onze nivose, se lèvera à sept heures quarante-huit minutes du matin, se couchera à trois heures cinquante - quatre minutes du soir ; et passera au méridien à onze heures cinquante-trois minutes du matin. Du onze au vingt-un du même mois, elle se lèvera à sept heures cinquante-sept minutes du matin, se couchera à quatre heures quatre minutes du soir ; et passera au méridien à deux minutes du soir. Du vingt-un au premier pluviose, elle se lèvera à huit heures et une minute du matin, se couchera à quatre heures vingt-quatre minutes du soir ; et passera au méridien à midi treize minutes.

Mercure

Mercure le rendra ingénieux, actif, savant dans tous les genres.

Mercure, du premier au onze nivôse, se lèvera à neuf heures vingt-deux minutes du matin, se couchera à cinq heures vingt-quatre minutes du soir; et passera au méridien à une heure vingt-trois minutes du soir. Du onze au vingt-un du même mois, il se lèvera à huit heures cinquante-cinq minutes du matin, se couchera à cinq heures quarante-quatre minutes du soir; et passera au méridien à une heure quinze minutes du soir. Du vingt-un au premier pluviôse, il se lèvera à sept heures trente-quatre minutes du matin, se couchera à quatre heures trente-neuf minutes du soir; et passera au méridien à midi trente-trois minutes.

La lune le rendra fort inconstant, très-entreprenant, aimant à voyager; il jouira d'une bonne santé, sera heureux et bien reçu chez les gens qui auront les premières places.

La tête du dragon promet honneurs, dignités et faveurs des premiers de l'état : la queue annonce perte de biens et d'honneur, difformité, foiblesse de la vue et le danger de la perdre.

L'enfant de Phrigie, en se levant (le verseau, mois de janvier, qui correspond à une partie de nivose et de pluviose), disposera le germe à produire un bel enfant, sa chevelure sera blonde, son visage long et un peu rouge ; il sera affable, prudent et avare. Les maladies dont ils sont menacés sont la jaunisse et la fièvre-quarte ; ils se plairont près des lacs, des étangs, dans les caves et les sépulcres.

Saturne, n'étant pas dans son élévation, annonce une mauvaise société ; beaucoup d'inquiétudes par rapport aux amis, de la difficulté dans tout ce qu'on entreprend, et la perte de ses amis : s'il est dans son élévation, il promet amitié des gens en place.

Saturne, du premier au onze pluviose, se lèvera à trois heures trente-minutes du soir, se couchera à sept heures seize minutes du matin; et passera au méridien à onze heures vingt-trois minutes du soir. Du onze au vingt-un du même mois, il se lèvera à deux heures quarante-cinq minutes du soir, se couchera à six heures trente et une minutes du matin; et passera au méridien à dix heures trente-huit minutes du soir. Du vingt-un du même mois au premier ventose, il se lèvera à deux heures deux minutes du soir, se couchera à cinq heures quarante-huit minutes du matin; et passera au méridien à neuf heures cinquante-cinq minutes du soir.

Jupiter le rendra heureux, lui donnera la faveur des grands avec beaucoup d'amis qui lui occasionneront son avancement avec de grands biens; il aura de beaux enfans et le premier sera un garçon.

Jupiter, du premier au onze pluviose, se lèvera à onze heures vingt-six minutes du matin, se couhera à deux heures six minutes du soir; et passera au méridien à six heures quarante-six minutes du soir. Du onze du même mois au vingt-un, il se lèvera à dix heures quarante-cinq minutes du matin, se couchera à une heure vingt-huit minutes du soir; et passera au méridien à six heures sept minutes du soir. Du vingt-un du même mois au premier ventose, il se lèvera à dix heures sept minutes du matin, se couchera à midi cinquante-deux minutes; et passera au méridien à cinq heures trente minutes du soir.

Mars, dans son point d'élévation, le fera aimer des guerriers, il sera heureux dans les armes; mais hors de ce point, il annonce désespoir, malheur dans les entreprises, déloyal et infidèle envers ses amis.

Mars, du premier au onze pluviose, se
lèvera à dix heures vingt-quatre minutes
du matin, se couchera à onze heures
cinquante-six minutes du soir; et passera au méridien à cinq heures dix minutes du soir. Du onze au vingt-un du
même mois, il se lèvera à dix heures
dix-neuf minutes du matin, se couchera
à onze heures cinquante minutes du soir;
et passera au méridien à quatre heures
cinquante-quatre minutes du soir. Du
vingt-un au premier ventose, il se lèvera à neuf heures vingt-sept minutes
du matin, se couchera à onze heures
quarante-cinq minutes du soir; et passera au méridien à quatre heures trente-
sept minutes du soir.

Le soleil promet heureuses entreprises, des biens, des honneurs, des dignités par le moyen
de ses amis, qui seront puissans
dans l'état.

Vénus promet une bonne fortune, d'heureuses entreprises et
beaucoup d'enfans.

Vénus, du premier au onze pluviose,

se lèvera à sept heures cinquante-sept minutes du matin, se couchera à quatre heures quarante-sept minutes du soir; et passera au méridien à midi vingt-deux minutes. Du onze au vingt-un du même mois, elle se lèvera à sept heures quarante-neuf minutes du matin, se couchera à cinq heures douze minutes du soir; et passera au méridien à trente-minutes du soir. Du vingt-un au premier ventose, elle se lèvera à sept heures trente-quatre minutes du matin, se couchera à trois heures quarante-deux minutes du soir; et passera au méridien à trente-neuf minutes du soir.

Mercure, l'amitié des gens de lettres et vertueux, bonne renommée et du bonheur dans toutes les entreprises.

Mercure, du premier pluviose au onze, se lèvera à six heures douze minutes du matin, se couchera à trois heures six minutes du soir; et passera au méridien à dix heures quarante minutes du matin. Du onze du même mois au vingt-un, il se lèvera à cinq heures cinquante-huit minutes du matin, se couchera à deux heures trente-quatre minutes du soir; et passera au méridien à dix heures quinze minutes du matin. Du vingt-un du même mois au premier ventose, il se lèvera à six heures deux minutes du matin, se couchera à deux heures quarante-cinq minutes du soir; et passera au méridien à dix heures vingt minutes du matin.

La lune lui sera aussi très-favorable, ainsi que la tête du dragon : quant à la queue, son influence sera la même que celle de Saturne et de Mars.

Enfin, les poissons marins (au mois de février, qui comprend une partie de pluviose et de ventose), par leur humidité froide et sans force, produiront des têtes menues, des bras grêles, une figure contrefaite, une taille petite et racourcie ; ceux qui en ressentent les effets sont de nature douce, paisible ; ils ont l'esprit docile, mais ils sont peu éloquens; ils aiment l'eau et sont sujets à se noyer ; ils aiment la pêche et la navigation. Les maladies qu'ils éprouvent sont d'ordinaire, la gale , les ulcères , les douleurs aux pieds ; ils se plaisent sur les bords de la mer , des rivières , des étangs , etc.

Saturne le menace d'être frappé des chevaux ou autres animaux , dont il sera dangereusement blessé ; il aura à craindre les emprisonnemens et l'exil ; mais si cette planète est dans son élévation , elle donnera une entière victoire contre ses ennemis avec une grande réussite dans l'acquisition des chevaux.

Saturne , du premier au onze ventose, se lèvera à une heure dix-huit minutes du matin, se couchera à cinq heures huit minutes du matin; et passera au méridien à neuf heures treize minutes du soir.

soir. Du onze du même mois au vingt-un, il se lèvera à minuit trente-neuf minutes, se couchera à quatre heures vingt-neuf minutes du matin; et passera au méridien à huit heures trente-quatre minutes du soir. Du vingt-un jusqu'à la fin du même mois, il se lèvera à une minute du matin, se couchera à trois heures cinquante-deux minutes du matin; et passera au méridien à sept heures cinquante-six minutes du matin.

Jupiter donne de puissans ennemis, la prison, l'exil, la condamnation et la pauvreté : mais s'il est dans son élévation, il dénote le contraire.

Jupiter, du premier au onze ventose, se lèvera à neuf heures vingt-neuf minutes du matin, se couchera à midi dix-neuf minutes; et passera au méridien à quatre heures cinquante-quatre minutes du soir. Du onze au vingt-un du même mois, il se lèvera à huit heures cinquante-six minutes du matin, se couchera à onze heures quarante-six minutes du soir; et passera au méridien à quatre heures vingt-deux minutes du soir. Du vingt-un jusqu'à la fin du même mois, il se lèvera à huit heures vingt-quatre minutes du matin, se couchera à onze heures vingt-neuf minutes du soir ; et passera au méridien à trois heures cinquante-deux minutes du soir.

Mars annonce chûte de chevaux, blessures dangereuses, de grands ennemis, beaucoup de calomnies, de persécutions, et la captivité, avec des maux incurables aux jambes et aux pieds.

Mars, du premier au onze ventose, se lèvera à neuf heures et une minute du matin, se couchera à onze heures quarante-trois minutes du soir ; et passera au méridien à quatre heures vingt-deux minutes du soir. Du onze au vingt-un du même mois, il se lèvera à huit heures quarante minutes du matin, se couchera à onze heures quarante et une minutes du soir ; et passera au méridien à quatre heures dix minutes du soir. Du vingt-un jusqu'à la fin du même mois, il se lèvera à huit heures dix-sept minutes du matin, se couchera à onze heures

trente-neuf minutes du soir; et passera
au méridien à trois heures cinquante-
huit minutes du matin.

Le soleil annonce une parfaite
réussite dans les chevaux , des
ennemis puissans dont on éprouvera de grandes persécutions ,
qui entraîneront la perte des
biens , la prison , l'exil , les calomnies , faux temoignages , privation de son état , et trahison
de la part des domestiques.

Vénus fait également réussir
dans l'acquisition et l'entretien
des chevaux ; mais on éprouvera
beaucoup de désagrément de la
part des femmes. On sera désho-
noré et même mis en prison par
rapport à l'amour que l'on ressen-
tira pour quelques femmes per-
dues de mœurs.

Si Vénus est au signe de la
vierge , du capricorne ou du

verseau avec le soleil, Saturne ou Mars, on courra risque de périr à cause de son amour.

Vénus, du premier au onze ventose, se lèvera à sept heures vingt-deux minutes du matin, se couchera à six heures quatorze minutes du soir; et passera au méridien à midi quarante-huit minutes. Du onze au vingt - un du même mois, elle se lèvera à sept heures huit minutes du matin, se couchera à six heures quarante-trois minutes du soir; et passera au méridien à midi cinquante-cinq minutes. Du vingt-un jusqu'à la fin du même mois, elle se lèvera à six heures cinquante et une minutes du matin, se couchera à sept heures dix-huit minutes du soir; et passera au méridien à une heure quatre minutes du soir.

Mercure donnera beaucoup de sciences, mais elles ne lui seront point profitables. Il sera philosophe, mathématicien, un peu fol et léger; il aimera la volupté, sera pauvre, haï des gens savans qui le calomnieront ; il sera mis en prison : si cette planète est bien disposée, c'est-à-dire , dans son élévation , il fera fortune dans le commerce des chevaux.

Mercure, du premier au onze ventose, se lèvera à six heures neuf minutes du matin, se couchera à trois heures sept minutes du soir ; et passera au méridien à dix heures trente-six minutes du matin. Du onze au vingt-un , il se lèvera à six heures treize minutes du matin, se couchera à quatre heures cinquante et une minutes du soir ; et passera au méridien à onze heures dn matin. Du vingt-un à la fin du même mois, il se lèvera à six heures onze minutes du matin, se couchera à quatre heures cinquante-trois minutes du soir ; et passera au méridien à onze heures trente-cinq minutes du matin.

La lune promet beaucoup d'ennemis qui croîtront de jour en jour : si elle est sur son déclin, elle signifie emprisonnement et exil : si elle est jointe à Saturne ou à Mars , l'enfant vivra peu , sera misérable ; il recevra plusieurs coups des animaux et mourra de la peste , sera tué , ou il se noiera.

Illustre aréopage , continua Apollon , si j'ai dévoilé ces grandes vérités , mon intention ne fut pas de rendre chacun de vous odieux à cause des malignes influences que vous versez quelquefois sur les humains : je n'en développerai pas la cause ; le maître des dieux le voulut ainsi , dans sa sagesse profonde. Cette variation de caractère , de fortune , d'inclinations , a d'ailleurs des avantages sensibles , qu'il seroit trop long de détailler ici.

Mais c'est à moi , qui , monté sur mon char radieux , parcourt sans cesse l'écliptique , à vous dévoiler d'autres vérités.

Les planètes ont des aspects

entr'elles qui les rendent plus ou moins favorables.

Votre conjonction, Saturne et Jupiter, promet de riches possessions et des emplois distingués.

Saturne avec Mars annonce que l'enfant sera d'une humeur douce et paisible, mais il ne viendra à bout de ses desseins qu'avec beaucoup de difficulté ; il mourra avant son père et sa mère, et ses frères le précéderont au tombeau.

La conjonction de Saturne et du soleil annonce perte de patrimoine, et beancoup de peines pour acquérir du bien.

Saturne avec Vénus annonce que l'homme n'aura point d'enfans mâles ; qu'il épousera une vieille femme, une veuve ou une femme diffamée.

I 4

Saturne avec Mercure le rendra errant, pauvre et sans état.

Saturne avec la lune annonce la foiblesse du corps.

Jupiter avec Mars signifie richesse, autorité, sur-tout dans les armées.

Jupiter avec le soleil annonce une extrême indigence ; s'il n'est pas oriental, il donnera une bonne fortune au père et à ses enfans.

Jupiter avec Vénus promet l'amitié des gens puissans avec beaucoup d'avantages.

Jupiter avec Mercure signifie qu'on sera propre à la connoissance des lois.

Jupiter avec la lune donnera de grandes richesses.

Mars et le soleil annoncent perte de son bien, une courte vie au père ; et à l'enfant le danger d'être brûlé.

Mars et Vénus annoncent beaucoup de procès , de querelles à cause des femmes.

Mars et Mercure rendront les enfans menteurs , éloquens , bavards et fourbes.

Mars et la lune annoncent une courte vie , le danger de périr par le fer et le feu ou autre mort violente.

Le soleil et Vénus annocent une excellente renommée et la faveur du peuple.

Le soleil et Mercure annoncent beaucoup de prudence et un grand savoir.

Le soleil et la lune donneront une courte vie ; mais un grand crédit avec des compagnies honorables.

Les étoiles errantes , quand il en paroît trois ou six en même-tems , sur-tout si Jupiter et Vénus brillent au même instant, sont propices à la production des enfans.

Le printems contribue beaucoup à donner de beaux enfans, c'est le prix des caresses que les époux se font dans cette saison riante, pendant laquelle toute la nature est en travail, et l'air rempli de principes de vie. Au contraire, la chaleur de l'été enflamme la bile, énerve la vigueur du corps, et dissipe beaucoup d'esprits emportés par la transpiration qu'elle augmente ; cette saison laisse à peine assez de force pour produire deux êtres parfaits. Il en est de même de la saison humide de l'automne et de la rigueur de l'hiver ; ainsi les hommes imprudens et trop lascifs ne s'étudient point à choisir les instans favorables, ni les tems propices pour jeter les fondemens d'une belle progéniture. ,,

Ainsi parla Apollon, et les dieux applaudirent et ordonnèrent que ce discours seroit conservé dans les archives du Pinde.

Vous donc qui voulez porter le doux nom de père, et peupler l'univers de beaux enfans, examinez avec attention en quel tems vous y travaillez, à quelle heure, sous l'aspect de quelle planète, et de quelle lumière elle est frappée, soit de celle de Saturne, de Jupiter ou de Mars; quels feux lance Apollon sur Vénus, sur la lune, ou sur le petit fils d'Atlas.

Il ne suffit pas, époux, de faire ces observations, il faut aussi vous garder de caresser vos femmes, lorsque le sang par son débordement péridiodique, inonde leurs flancs : vous y répandriez peut-être envain un germe fécond, ou du moins un enfant difforme seroit le fruit de votre honteuse lubricité. Il sera lépreux, car il sera dans son origine infecté du même venin que le sang maternel. Il n'est rien de si dangereux que cette fange; s'il en tomboit sur de jeunes vignes, sur de tendres fruits, sur des semences, tout se fane aussi-tôt, tout périt comme si la foudre l'eût frappé; si un chien altéré en buvoit, il deviendroit à l'instant enragé.

Vous, épouses, quand vous recevrez les tendres embrassemens de vos époux, n'allez pas troubler ce doux ouvrage par des mouvemens impétueux, par des secousses fréquentes, toute la vertu du mâle est perdue, sans que la femelle ait le tems d'y répondre, et la liqueur précieuse dont elle est arrosée, sort comme elle est entrée. Si par hasard elle est reçue assez à propos pour la rendre féconde, elle sera par ces mouvemens écartée de côté d'autre, et votre enfant n'aura pas toute la vigueur que vous souhaitez : pour vous en convaincre lisez ce qui suit, et remarquez quelle est la forme naturelle de la matrice.

Il y a dans l'intérieur du bas-ventre, une partie d'un médiocre volume et qui a la figure d'une poire ; elle est fournie d'une membrane susceptible d'extension et semblable à un sac arrondi, et dans laquelle une double veine, un artère, un nerf, portent de toutes les parties du corps, le sang et les esprits. On appelle cette partie le fond de la matrice : une ligne droite la sépare en deux cellules : on dit que les mâles sont formés dans celle qui est située à droite et les femelles à gauche. La voie ou le long conduit dans lequel les organes de l'homme sont serrés amoureusement, et par lequel est lancé l'esprit vital, est appellé le col de la matrice ; et l'embouchure de ce conduit ferme avec un artifice admirable l'intérieur de la matrice, jusqu'à ce que l'époux plein d'ardeur se mette à l'ouvrage, et que voulant, par un vigoureux effort, produire un bel enfant, il laboure le champ de son épouse avec le soc qu'il tient de la nature ; le col de la matrice s'ouvre pour recevoir l'essence prolifique, et par sa contraction, l'admet jusqu'au fond de cette membrane, où elle se mêle avec la liqueur du même genre que fournit la femme. Ainsi la matrice contractée et reserrée sur elle-meme, se ferme et retient le germe de la vie, qui est les prémices de l'enfant.

Les mâles sont naturellement plus robustes et animés d'une chaleur plus vive que la femme; leur vigueur, leur force, leur courage, leur esprit propre aux plus grandes découvertes, en sont les preuves. Si l'on veut dans le mariage produire des enfans mâles, il faut donc avoir le soin de se remplir les veines d'un sang chaud, par le régime et le choix des alimens; car on ne peut nier que ce ne soit le sang qui fournit la semence dont est arrosée la matrice, puisque c'est l'abondance des esprits qui donne à ce germe son écume et sa couleur blanchâtre. Ainsi il faut ne se charger l'estomac que de nourritures pleines d'un suc humide et chaud en même-tems, afin que ce viscère tire d'elles continuellement une rosée bienfaisante. Il est nécessaire d'ailleurs que les alimens soient spiritueux. Le dieu des raisins inspire de l'ardeur pour l'œuvre conjugal. La vigne produit des sucs favorables pour la production des mâles, sur-tout celles qui tapissent la Bourgogne et les côteaux d'Aï.

Aimables épouses qui voulez avoir des mâles, mêlez donc un peu de vin à vos nourritures. La nature vous a donné un tempérament humide, la chaleur du vin le ranimera et vous disposera à la formation des mâles ; n'en faites cependant pas un usage immodéré, des entrailles noyées dans le vin perdent leur chaleur naturelle, et ne peuvent donner naissance à des mâles vigoureux.

Bacchus

Bacchus abreuvé de trop de vin, en caressant Vénus , mit au jour la goutte au teint pâle. Soyez aussi , époux , réservés sur les plaisirs de Vénus : des caresses trop fréquentes affoiblissent le germe et le rendent trop aqueux , il n'est plus propre qu'à engendrer des filles. Lorsqu'un rare usage des libertés conjugales a donné assez de tems aux sucs pour se ramasser et remplir les vaisseaux de l'humeur prolifique , qu'alors les deux époux joyeux remarquent les astres favorables à la production du mâle , et qu'ils profitent de leur aspect. Tels sont le bélier , les gemeaux , le lion , l'éclatante balance , le centaure Chiron et l'urne rayonnante. Les élèves de la céleste Uranie ont aussi reconnu une vertu propre à produire des mâles dans les étoiles errantes, dans Saturne, Jupiter et Mars et dans le riant Phœbus, le père de la lumière : ainsi lorsque Jupiter paroîtra ou Phœbus avec sa lumière, livrez-vous aux travaux de Cypris.

Les caresses du matin produisent aussi, pour l'ordinaire, ces mâles si desirés ; car l'humeur génitale cuite et digérée par un long repos, donne un fondement solide à l'œuvre conjugal. L'épouse doit aussi se coucher sur le côté ; car dans cette situation, la liqueur prolifique se développe dans la partie droite de la matrice, on obtiendra ce qu'on desire.

Ceux qui veulent aider la nature par le secours de l'art, ont soin de se lier fortement le testicule gauche, afin que le droit fasse seul l'office, et que l'autre ne vienne pas affoiblir l'ouvrage en l'inondant d'une essence moins vivifiante : c'est ainsi que le fermier, pour avoir des bœufs vigoureux, noue le testicule gauche au taureau qu'il destine à couvrir de belles vaches.

Dès qu'une fois on a des preuves certaines que la femme a conçu, il faut alors procurer à l'enfant un heureux accroissement ; la négligence ou l'imprudence des femmes enceintes sont souvent cause que leur fruit est difforme, sur-tout si une femme est d'un tempérament trop vif, et qu'elle permette à un nouveau germe de troubler le repos du premier ; peut-être concevant une seconde fois, parce que la matrice viendra à s'ouvrir, elle y ajoutera une masse mal digérée, ou les mouvemens répétés qu'elle se donnera dans l'usage des plaisirs, causeront un avortement.

Quand le germe se développe dans le sein, il faut qu'une femme fuie toutes les images tristes, tous les objets hideux et difformes. Ce qui est capable de réjouir la vue leur sera très-favorable ; car, tandis que l'ouvrage de la nature s'avance, les esprits descendent du cerveau, se mêlent dans la matrice à l'essence prolifique, et la pénètrent dans toutes ses parties ; ils y gravent par une force invincible les mêmes images dont ils sont frappés ; ainsi plus foible que la puissance qui agit, elle suit un nouvelle loi, et en prenant une forme se moule quelquefois sur un mauvais modèle.

Phillyre, la charmante fille de l'Océan, enflamma autrefois le cœur de Saturne de l'amour le plus violent; le vieillard impatient, tendit des embûches à sa nouvelle amante, et selon l'usage des dieux, voulut à leur faveur s'en procurer la jouissance. Un jour que la nymphe accompagnée des Néréïdes, jouoit sur le bord de la mer, où elle avoit pris naissance, son amant l'enleva et la transporta dans le fond d'une épaisse forêt. Oh! que de gémissemens, que de soupirs poussa la triste Phillyre, quand elle perdit sa virginité au milieu des dégoûtantes caresses de ce dieu désagréable! Cybèle entend ses cris du hant de l'olympe; indignée de l'audace de son vieil époux, elle part, arrive sur le lieu de la scène et interrompt ses plaisirs criminels; Saturne prend aussitôt la forme d'un cheval, et pour se dérober à la fureur de sa jalouse épouse, se jette dans le plus épais de la forêt, pendant que l'amante qu'il abandonne pleure son déshonneur et la fuite de son amant.

Cependant le pétulant vieillard l'avoit rendu mère ; au bout de neuf mois, l'infortunée mit au jour un enfant, dont le dos et les jambes étoient hérissés de poil, son dos se terminoit, en outre, par une longue queue de cheval. Qui pourroit dépeindre la douleur de la belle accouchée, et exprimer son désespoir et sa honte. !

« L'ancien père des dieux, s'écrioit-elle, ne m'a-t-il donc fait cette injure que pour me faire mettre au monde un enfant d'une espèce inouie, un monstre abominable ! chaste Lucine, que n'ai-je plutôt expiré sous le poids de votre colère ! pourquoi un accouchement cruel n'a-t-il pas avancé mes jours ? les astres n'accableroient plus de leurs rayons funestes, une tête que les dieux dètestent, et ne me prépareroient peut-être pas une destinée encore plus affreuse. „

A ces mots, dans l'accablement où la réduisoient les peines de l'esprit et les souffrances du corps, sa voix s'étcignit et ses membres furent inondés d'une ueur mortelle ; ses sœurs la voyant dans ce triste état, lui préparent à l'instant un remède salutaire, composé avec de l'ambre gris dissout dans un cordial. Phillyre ouvre les yeux; mais l'aspect de la lumière, lui fait renouveller ses tristes plaintes ; elle ne demande que la mort : heureusement un léger sommeil s'empara d'elle et la soulagea par la douceur du repos, et la réjouit par une infinité de songes agréables.

L'imagination, avec ses milles formes et ces milles couleurs, entourée d'un nombre infini d'images et de fantômes qui volent confusément sous des figures variées, se présente à elle; prenant cependant une physionomie gracieuse, elle adresse ces paroles à la nymphe endormie :

« Ne vous livrez plus à votre désespoir, Phyllire, vous êtes la première cause de votre malheur; en pensant toujours à Saturne, transformé en cheval, vous avez par ce tableau désagréable, défiguré le fruit que vous portiez. Moi qui offre à l'esprit humain toutes les idées, et mets les sens en mouvement, je vous assure qu'autant de fois que vous vous êtes rappelé

rappelé la métamorphose du dieu, autant de fois ce tableau se peignant à votre idée, porta le désordre dans votre sein, par le mystère des esprits qui l'avoient reçue, et donna à l'enfant que vous portiez le dos et la croupe d'un cheval; si pendant votre grossesse, vous n'eussiez pas été livrée à la douleur, si vous ne m'eussiez pas forcée à vous représenter tant de fois cette image, votre fruit auroit pris sans altération son accroissement, et n'auroit pas été susceptible de cet affreux mélange. Mais, pour consoler autant que je le puis votre âme affligée, apprenez quelle sera l'heureuse destinée du fils de Phyllire. Cet enfant ayant atteint un âge mûr, ne sera point borné aux connoissances vulgaires ; il sondera les abîmes profonds du vaste univers ; les secrets de la nature lui seront dévoilés, il connoîtra les vertus de chaque plante et le cours du ciel ; le poil qui lui couvre le dos ne nuira point à son génie. La charmante Thétis elle-même, engendrée du sang immortel de Nérée, fera élever son fils Achille par le vôtre. ,, A ces mots l'imagination s'évanouit, et le sommeil avoit réparé les forces de Phyllire, et fait renaître la joie dans son âme ; mais comme c'étoit l'image d'un objet difforme qui lui avoit causé tant de chagrins, elle évita depuis de jeter les yeux sur les monstres marins qui nagent dans l'océan, elle n'arrêta son bel œil que sur des objets gracieux.

Vous donc, femmes enceintes, qui voulez avoir des enfans bien faits, ne fixez que des objets agréables. Si vous souhaitez un beau garçon, que le charmant Apollon ou Alexis tant aimé par Corydon, vous réjouissent la vue par d'agréables images ; si vous aimez mieux une belle femme, regardez Vénus telle que la peinte Titien ou Danaë avec toute la beauté qu'elle avoit quand Jupiter, transformé en pluie d'or, parvint à la séduire.

Mais comment une image peut-elle produire un si grand effet ? Qu'il nous soit permis de fouiller les secrets de la nature.

Tout ce qui est visible dans cet univers, tout ce qui frappe nos sens, répand autour de soi, par une émission continuelle, certains corpuscules qui pourvus d'ailes légères, s'insinuent dans les objets les plus sensibles ; et ne croyez pas que par ces émanations continuelles, la masse

des corps visibles doive à la fin
être d'un moindre volume , et
qu'elle soit beaucoup diminuée :
car tandis que ces petites parti-
cules s'en séparent, il en vient
d'autres qui s'y insinuent imperceptiblement, afin que par cette
addition , il se fasse promptement
une compensation de perte. Enfin
imaginez-vous que ces images des
choses sont si menues , si déliées,
que celles qui se sont émanées
pendant la durée d'un siècle ,
seroient à peine visibles si elles
étoient réunies ensemble , et ne
pourroient composer la tissure
de la plus petite toile d'araignée.
Ces images ont un mouvement
très-rapide , elles sont portées
sur des ailes si légères , qu'elles
dévancent les rayons du soleil et
les émanations continuelles de la
lumière.

Ce qui s'échappe des objets gracieux, fait sur les yeux une douce impression, elles plaisent par le poli de leur tissure ; par le moyen de leurs globules arrondis elles sont reçues avec plaisir dans la prunelle, et s'insinuent par les pores dont elle est tapissée. Aussi-tôt la substance de l'âme, égayée par une image qui lui convient, communique sa joie au cœur qu'elle dilate, et distribue cette même image dans les entrailles de la mère en y imprimant son mouvement : la nature alors occupée à développer le germe et à lui donner une forme, reçoit son impression, travaille en conséquence et fait un bel ouvrage, conformément au modèle gracieux qui lui est offert.

Si au contraire une image est émanée d'un objet difforme, elle blesse les yeux et l'âme par la rudesse et l'inégalité de ses corpuscules ; et comme autant de petits dards dont est formée sa bissure, elle porte la tristesse dans les sens et fatigue l'imagination. De là naîtra une espèce d'horreur et de haîne ; les entrailles en souffriront et chasseront vers le fond de la matrice l'image hideuse qui les affecte ; car le fœtus attaché à la matrice, à cause de la délicatesse de ses membres, est moins à couvert des accidens.

Il ne suffit pas seulement de se récréer l'imagination par d'agréables perspectives, il faut aussi qu'une femme évite de se donner des mouvemens trop violens, et de se livrer trop au plaisir de la danse, sur-tout dans le commencement de sa grossesse, et lorsqu'elle s'apperçoit qu'elle approche de son terme. Dans ces deux circonstances l'enfant est suspendu dans la matrice par des liens très-délicats ; une mère le forceroit cruellement d'en sortir avant qu'il fût formé, ou avec des membres contrefaits, si elle s'agitoit par des sauts violens, et qu'elle donnât en dansant de trop grandes secousses à tout son corps ; celle sur-tout qui dans son huitième mois veut figurer dans un bal, rompt avant le tems les liens qui retiennent son enfant déjà grand, et par une perte de sang suivie d'un accouchement laborieux, elle est punie de son imprudence.

Ce n'est pas qu'on veuille approuver ici un repos excessif, une femme grosse ne doit pas être dans une indolence habituelle ; la chaleur naturelle seroit alors étouffée sous le poids des humeurs engourdies et accumulées ; et cette vertu divine, d'où dépend la formation de l'enfant, ne pourroit agir avec succès sur lui, ni donner à ses membres une belle figure. Au contraire un exercice modéré ranime la vigueur des femmes grosses, et facilitant par degrés imperceptibles le développement de la chaleur interne, débarrasse chez elles les parties surchargées d'humeurs: l'enfant dans sa prison obscure en transpire mieux ; en croissant il prend de la force, la vigueur dont il a besoin pour s'en échapper un jour, et venir, nouveau citoyen, habiter cet univers.

Mais quels genres d'exercices, quelles sortes de mouvemens prescrirons-nous à une femme enceinte ? Ira-t-elle dans un char découvert, ou dans une voiture plus commode se récréer l'esprit et s'exercer le corps dans de riantes promenades ? Combien n'aura-t-elle pas de plaisirs de voir cette foule de jeunes garçons et de jeunes filles voler dans leur char rapide sous les épaisses allées qui bordent cette promenade ! Tantôt un petit-maître s'admire dans son brillant phaëton, il se fait remarquer par la chevelure blonde qui lui flotte sur les épaules.

D'un autre côté on voit une jeune fille au teint de lys, ses yeux errans cherchent à fixer les regards de la jeunesse : son amant la salue respectueusement, elle lui répond d'un coup-d'œil gracieux. Ces différens spectacles réjouiront assurément notre femme grosse, et lui causeront une douce émotion. Mais lorsqu'à la fin de la promenade chacun reprend le chemin de la ville, et que tous les chars sont en mouvement; alors les cochers franchissent la porte avec impétuosité, l'un pour suivre celui qui le précède abandonne les guides de ses chevaux; l'autre cherche à le dévancer. De là naît le tumulte, un char se renverse, et une jeune fille dans sa chûte, découvre ce que ses habits déroboient modestement aux regards; souvent même elle offrira aux spectateurs un visage sanglant et déchiré. Qu'une femme grosse évite donc ces joûtes dangereuses, et qu'allant au petit pas elle sorte la dernière. La seule crainte d'un accident peut lui occasionner un fâcheux avortement; car le sang s'épaissit par la crainte, et par son affluence subite, il accable les cavités du cœur et celles de la matrice, et y supprime la chaleur.

Il vaudroit donc mieux qu'une femme qui veut être mère d'un bel enfant, évitât les promenades que le concours des voitures rend tumultueuses; qu'elle se retirât dans des jardins privés, et que se promenant à pied dans leurs rians bosquets, elle respirât l'air qu'adoucit le souffle des zéphyrs.

Mais lorsque les jours de l'hiver auront amené les froids cuisans, les gelées et les brouillards ; les femmes enceintes fuiront-elles Borée et ses frimats, et ne s'exposeront-elles jamais à l'inclémence de l'air ? Les appartemens bien clos et les voitures où l'on est à l'abri du vent, sont-ils avantageux pour une femme enceinte ? Mais si quelquefois l'hiver s'adoucit, il faut profiter de l'instant où le soleil brille pour s'égayer soit à la promenade, soit au milieu de ses amies.

Enfin, quand le moment de l'accouchement sera venu, il faut avoir soin que l'enfant ne sorte pas brusquement et à contre sens; ses membres semblables à une cire molle prennent toutes sortes de formes. Ainsi lorsqu'il se présente par les pieds, qu'il tient étendus, ou qu'il fait voir l'une ou l'autre main, ou que montrant le dos, il essaie de se faire jour dans ces mauvaises attitudes, qu'aussi-tôt la sage-femme lui fasse prendre adroitement une meilleure situation, jusqu'à ce que l'enfant présentant la tête, il naisse sans un grand effort.

L'enfant une fois né, il faut prendre garde qu'il ne soit pas trop serré ; car souvent ces liens pressant les flancs et ses côtés, lui font croître une bosse, ou rendent quelques-uns des membres contrefaits.

Il y a aussi plusieurs maladies qui attaquent l'enfance de l'homme. La médecine fait disparoître ces boutons et ses dartres provenans de la liqueur où il nageoit avant de voir le jour, et qui pourroient dégénérer en ulcères désagréables, et altérer la beauté de son visage et la douceur de sa peau. Hélas ! que de grâces cette espèce de contagion n'a-t-elle pas anéanties par ses affreux ravages ! que de lys n'a-t-elle pas flétris sur le teint de Cloris, aux dépens des amours !

Mais que les parens ne soient pas assez imprudens pour livrer leurs enfans à des nourrices inconnues. En suçant un mauvais lait, ils changent pour ainsi dire de nature. On tire un suc impur des mamelles d'une femme débauchée. Romulus qui trempa ses mains dans le sang de son frère, enleva les Sabines pour les déshonorer, ravagea le Latium, et vécut de pillage, ne contracta-t-il pas ces fureurs en suçant le lait d'une louve? Ainsi le choix d'une nourrice saine et de bonnes mœurs, doit fixer le choix des parens. Le premier âge des enfans ne doit être employé qu'à faire prendre de l'accroissement à leurs corps délicats par une nourriture légère, à les fortifier par un exercice convenable; car à cet âge, la vigueur de l'âme est comme endormie, et elle ne fera briller sa lumière qu'au moment où il commencera à articuler quelques sons.

N'est-ce pas, pour ainsi dire, insulter le siècle éclairé où nous vivons, que de mettre au jour ce traité ? Ne va-t'on pas crier au sacrilège ? Quoi ! dira-t'on encore, quelle folie de vouloir faire revivre aujourd'hui cette astrologie, cette chimère que l'ignare antiquité regarda comme un des plus grands efforts de son foible génie ! Il ne manquoit plus à l'auteur, que de nous donner une explication des songes, c'étoit le vrai complément de son ouvrage.

Philosophes de toutes les classes, de toutes les espèces, savans de toutes les sectes, criez tant qu'il vous plaira ; en pilote prudent, j'attendrai que le calme ait succédé à cet orage, avant de m'embarquer avec vous dans les plaines de l'Éthérée ; et pour vous persuader enfin de la vérité de cette science, dont les Ptolomée et les Aristote, vos grands maîtres, ont été les premiers inventeurs.

Si après quelques réflexions très-lumineuses, vous ne vous rendez pas, j'en accuse votre orgueil enraciné.

Le soleil, ce prince de la chaleur, de la vie, en coupant tous les jours l'écliptique, et pendant son séjour semi-annuel entre la ligne équinoxiale et l'un et l'autre tropique, ne verse-t'il pas dans nos climats les beautés du printems, la chaleur féconde de l'été, les richesses de l'automne et les rigueurs de l'hiver? Si son éloignement ou sa proximité occasionnent de tels effets sur cette masse de terre que nous habitons, dont la solidité et l'espèce d'insensibilité devroient la garantir; que ne doivent-ils pas opérer
dans

dans l'homme, cet être délicat, foible et mortel ? Sans doute au printems toutes ses facultés aspireront avec volupté ce doux zéphyr dont le soufle entrouve le sein de la terre, pour en faire jaillir les parfums et les riches végétations. La tendre Philomelle alors, docile à la voix de la nature, fait retentir nos bocages de ses tendres accens et appelle un compagnon chéri, pour goûter avec lui les voluptés de la génération. Ce qui respire, comme se réveillant de la léthargie dans laquelle tout fut enseveli sous les glaçons épais du froid Aquilon, plus robuste, plus frais, ne cherche-t-il pas dans les jeux de Cythère, le double plaisir d'époux et de père ?

Mais nous sommes hommes! va-t-on encore dire ; l'imbécille au-

M

teur ne cherche-t-il pas à assimiler l'homme, cet être plein de majesté, de perfections, enfin, l'être des êtres, à des brutes? Ah! si quelquefois j'avois été le témoin de vos doux ébats, ne vous aurais-je pas tous vu, dans les mois de germinal et de floréal, vous promener voluptueusement au milieu de vos bosquets; là, l'odeur des fleures nouvellement écloses, les sons harmonieux des hôtes des bois, le calme de l'air que troubloit légèrement le seul zéphyr, vous faisoit écrier, quelle nuit délicieuse! Vaincus par tant de charmes, vous couronniez cette agréable promenade par le plus tendre des jeux.

Si mon œil fatigué de la morgue qui règne dans les plaisirs des villes, veut se délasser par un spectacle plus vif, plus naturel, il se fixera sur ce hameau qu'avoisine ce joli bois.

Colin avoit lié connoissance avec Lisette dans un de ces lieux où l'économie et le travail rassemblent plusieurs habitans pendant les longues soirées de l'hiver. Lisette avoit été cruelle, Colin étoit au contraire tendre et complaisant : Lisette sembloit avoir un cœur entouré d'un triple mur de glace. Oh! dit le jeune berger, je t'attends lorsque le noisetier se couvrira de feuilles. Ce moment si desiré arrive, Lisette, la cruelle, l'indifférente Lisette, accepte avec plaisir la main de son berger pour folâtrer sur l'herbette; Colin lui serre cette main si chérie, Lisette y répond par un tendre frémissement; bientôt on convient, au milieu des embrassemens les plus vifs, que sans plus tarder, on demandera le consentement des pères et mères pour se marier.

La terre a donc changé de face, une riante verdure a succédé à cette froide sècheresse qui avoit pétrifié le sable le plus délié ; nos forêts ne présentent plus de troncs nuds couverts de frimats, la demeure du lugubre corbeau ; leurs branches sont couronnées d'une riante verdure, à l'ombre de laquelle le voyageur trouve déjà une retraite contre les rayons ardens de l'astre du jour.

Mais déjà cette belle saison est passée, l'été avec ses feux vient enflammer les airs et dessécher nos sources. Alors le laboureur oppressé, arrose de ses sueurs les sillons qu'il trace avec peine. Fatiguée de la multiplicité de ses productions, la nature semble amener paisiblement la maturité de ses fruits au milieu du calme de la chaleur. Que fait l'homme dans cette saison ? affaissé sous le poids des rayons ardens de Phœbus, tout son être est en proie à une langueur, à une mollesse qui lui laissent à peine la force de vaquer à ses travaux ordinaires ; ira-t-il dans des baisers pleins de feu chercher à rallumer ceux de l'amour ? Qu'il se rappelle combien il faut de soins et de tems, pour offrir à cette époque un sacrifice sur l'autel de la déesse de Cythère. Il est privé de cette vigoureuse ardeur que demande ses jeux ; l'air brûlant qu'il respire a fait évaporer ; il ne sera donc pas étonné si l'enfant, conçu dans cette saison, est foible et délicat, comme ne devant son existence qu'à une matière trop limpide, sans chaleur, sans force et sans vertu.

Il n'est personne qui ne connoisse les effets de la lune selon ses phases : tantôt elle fait enfler les vagues de la mer, qui viennent en mugissant se briser follement contre nos côtes ; tantôt elle les roule jusqu'au milieu de l'océan, et ne laisse qu'une grêve sur laquelle elle a entassé des monceaux de cailloux et de sables. Tout le monde connoît aussi ses effets sur les changemens des saisons ; il n'est donc pas étonnant qu'imprimant dans l'immensité des airs et sur le globe de pareils prodiges, elle ne puisse aussi influencer les humains. En effet on conviendra que les femmes sont sujettes à des infirmités que cette planète semble diriger. N'est-il pas aussi constant que les Maniaques ressentent de plus violens transports, lorsqu'elle est à un certain période ? Il est encore prouvé par l'expérience que les animaux, qui nous servent de nourriture, ont tous les mois, dans le tems de la décroissance de la lune, les os presque vides de moëlle.

D'après ce léger apperçu sur les deux principales planètes, il sera aisé de poser en principe, que si le soleil a d'abord sa puissance particulière, en communiquant sa chaleur et sa lumière à la lune, il lui donne d'autres attributs. Pourquoi les autres planètes, telles que Saturne, Jupiter, Vénus, etc., n'en recevroient-elles pas différentes propriétés ?

Si, pour se servir de ce viel adage des écoles, *Le consentement unanime* est, pour ainsi dire, la touche de la vérité ; que penser de ce *dictum* usité chez les peuples anciens et modernes : *Il est né sous une bonne ou mauvaise planète?* Les Egyptiens, ce peuple le plus ancien de la terre, comme le peuple où les arts furent portés au plus haut degré, se plaisoient à cultiver cette science. Les Grecs, si vantés dans l'histoire, n'ont pas dédaigné de suivre leurs traces. Le Français a fait, il est vrai, des découvertes qui attesteront sa gloire ; s'il ne s'est pas appliqué plus particulièrement à la science des astres, c'est peut-être parce qu'il n'a pas voulu s'occuper d'un objet sur lequel ses pensées ne se sont pas encore assises ; objet d'ailleurs, jusques ici, condamné par la religion, qui ne vivant que de superstition, et n'aimant qu'elle, traitoit d'impiété et de sacrilège tout ce qui pouvoit éclairer le peuple, marioit impudemment

mpudemment les plus belles connoissances avec de prétendues
intelligences, avec son demi-dieu
Satan, et condamnoit froidement
au feu le physicien et le chimiste.

Mais appuyons - nous ici de
moyens plus frappans et plus à
la portée du lecteur ; ce sera
peut-être lui arracher son aveu
en faveur de l'influence des astres.

Un époux et une épouse, doués
également de mœurs douces et
honnêtes, ont eu plusieurs fruits
de leur hymen ; l'un a les airs
et la taille du père ; l'autre a
quelques traits de la mère ; celui-ci
est d'un caractère affable et doux ;
celui-là est turbulent, étourdi ;
enfin, un autre présente l'image
des vices les plus honteux : issus
cependant du même sang, élevé
avec les mêmes soins, la même
tendresse. Quelle sera donc la

cause de cette bisarerie dans les traits et le caractère ?

Loin d'ici la calomnie avec son dard empoisonnée ! Qu'elle respecte la réputation de cette excellente mère, de la plus fidelle des épouses ; qu'elle ne serve donc point de motif à l'homme ennemi de notre sentiment pour le repousser ; mais qu'il ouvre avec nous les fastes des destinées humaines, et il conviendra, qu'après avoir connu la planète sous laquelle un enfant a été conçu, il est possible non-seulement de prédire son caractère, ses qualités ; mais encore de présager quel sera son sort, puisqu'il dépend principalement de nos inclinations et de notre naturel.

Ce livre des destinées, gravé sur la voûte céleste en flambeaux plus ou moins brillans les uns

que les autres, nous apprend
donc que chacun de ces astres
ayant une vertu particulière
comme le soleil et la lune, influent également sur les esprits,
les cœurs et les corps.

Ces astres seront donc la principale cause de cette énorme
différence que l'on apperçoit dans
les membres d'une même famille.
Imprudens époux, tandis que
vous vous livriez aux plus tendres
caresses, le sanguinaire Mars
brilloit au haut de l'olympe ; ni
Vénus, ni la lune, ni le bienfaisant Jupiter ne paraissoient sur
l'horison pour arrêter la malignité
de son influence ; seul il maîtri-
soit alors votre hémisphère. Aussi
voyez ce malheureux enfant victime de la planète la plus infortunée ; dès l'âge le plus tendre,
il se joue des représentations de

ses parens ; bientôt la raison et la force ne servent qu'à developper de plus en plus ses criminelles habitudes ; les exhortations paternelles l'importunent, il fuit la maison qui l'a vu naître ; ses vices l'emportent au - delà des bornes humaines, l'insensé porte le fer dans le sein de ses semblables, et une mort honteuse l'efface à jamais du nombre des vivans.

Ames honnêtes, vous respecterez les auteurs de ses jours ; entendez ces cris aigus qui partent de leur humble demeure. Le désespoir d'avoir mis au monde un enfant si dénaturé, si indigne d'eux, trouve à peine un passage à travers leurs sanglots et leurs larmes : voyez cet autre fils, l'infortuné frère de ce malheureux, serrer son père et sa mère dans ses bras, employer tout ce que la piété filiale a de plus tendre et de plus affectueux. Cet autre fils est le soutien de sa famille et l'honneur de son pays ; ses vertus, ses talens l'ont placé aux premiers emplois ; l'exactitude avec laquelle il les remplit l'appelleront bientôt à de plus importantes fonctions. Mercure au signe des gemeaux avait présidé à sa naissance.

J'ai vu de près une veuve inté-ressante, deux fils devoient être la consolation de sa vieillesse ; à peine pouvoit-elle confier à l'aîné le maniement de sa fortune, in-souciant, léger, dissipateur : en-vain l'économie et l'industrie de son père lui avoient ramassé de grands biens. Elle me comptoit avec douleur les peines que lui causoit ce fils, sans pouvoir con-cevoir par quel hasard le ciel lui

avoit donné un enfant d'un caractère si opposé. Je lui demande
son âge, et je vérifie sa triste
destinée en voyant que Saturne
avoit présidé à sa naissance, dans
le mois où le soleil entre dans le
signe du taureau. Sa physionomie
tenoit en outre de ce signe sauvage, son corps étoit ramassé,
ses épaules larges, etc. J'ai voulu
par la suite vérifier si cet homme
avoit épuisé sa planète jusqu'à la
fin, et j'ai appris avec plus de
douleur que de surprise, que ses
dissipations l'avoient réduit à la
plus extrême détresse.

Voyez dans cette autre famille
un contraste également frappant:
la trompête guerrière a sonné;
deux enfans forts et vigoureux
sont appelés sous les drapeaux
pour venger leur pays d'un inso-
lent ennemi; l'un d'eux, semblable

au coursier belliqueux que monta le vainqueur de Darius, ne respire que les armes; il va, il vient chez ses voisins, ses amis, il ne cesse de se réjouir de l'instant heureux qui l'appelle aux combats : son frère, au contraire, verse des larmes comme une timide femme, il appelle sa mère à lui, il se met à ses côtés et remplit sa maison de lugubres cris; il raconte en sanglotant qu'il a fait la nuit dernière d'épouvantables rêves; il a vu des fantômes, des spectres, des précipices; c'étoit, selon lui, le présage assuré de sa mort. Cet enfant, conçu sous le signe des gemeaux, avoit malheureusement reçu les influences de Saturne; son frère, au contraire, conçu sous le signe de la Vierge, au moment où Mars étoit dans ses *principales dignités*, avoit reçu de cet astre , alors bienfaisant , un courage intrépide.

Un malheureux père de famille succomba près d'Orléans , en 1773 , sous le poignard des assassins. Cet homme détesté de tout le monde à cause de son caractère affreux , ne pouvoit rester nulle part , tant étoit grande la haîne qu'il s'attiroit. Après cette catastrophe , je vérifiai quelle étoit la planète qui avoit présidé à sa destinée , c'étoit le terrible Mars au moment où il déclinoit sous le signe des Gemeaux.

Les planètes , plus puissantes que les lois, ne peuvent empêcher celui qu'elles ont condamné à périr d'une mort infâmante. Les planètes, plus puissantes encore que la prudence , entraînent comme un tourbillon celui qu'elles poussent vers une mort malheureuse.

Combien n'en a-t-on pas vu, à l'aspect d'un char rapide, rester immobiles malgré le danger qui les menaçoit, et, entraînés par une force supérieure, se précipiter presque volontairement sous les roues, afin d'accomplir leurs tristes destinées ; le plus léger écart pouvoit les sauver du trépas. J'en ai connu plusieurs qui, nés sous une planète qui présageoit une chûte mortelle, tentés de se précipiter de leur croisée sur le pavé, s'en retiroient précipitament, effrayés de l'affreuse idée qu'ils venoient de concevoir.

D'autres, poussés par un vertige aussi inouï, ne peuvent passer auprès d'une rivière, d'un puits, sans être tentés de s'y précipiter ; dans des momens de désespoir, ils ne parlent que d'aller se jeter à l'eau : ils doivent cette frénésie au signe du Cancer, ou à celui des Poissons auxquels ils doivent leur influence.

Plusieurs planètes annoncent des morts violentes ; elles sont toutes variées selon le genre de ces mêmes planètes. Le Cancer et les Poissons, dont l'eau est l'élément, semblent imprimer dans un corps encore tendre tout ce qui tient à leur être. L'homme conçu sous les Poissons, par une espèce d'attraction, cherchera à s'unir à un élément qui a tant influé sur son naturel ; tandis que Mars le rendra violent, furieux : alors dans un moment d'affliction il terminera ses jours par le fer ou par le feu.

Jamais il ne fut de planète plus malheureuse que Saturne en conjonction avec Mars, au signe de la Balance. Qu'il seroit utile que nos calendriers marquassent exactement l'époque où elles se rencontrent, afin que les époux redoutent cet horrible assemblage ! que de maux ils épargneroient à leur triste postérité !

Influencé par ces deux astres terribles, un époux et une épouse ne pouvoient jamais vivre en paix; l'esprit de haîne se porta entre eux au plus haut point. Le mari furieux ne pouvoit plus goûter de bonheur sur la terre tant que sa femme vivroit : enfin, il prémédita de l'assassiner. Monstre, lui dit-il un jour, tu vas périr : il faut que ce fer me délivre de ton odieuse présence. Il ne fit pas long-tems briller le fatal couteau, dont il s'étoit armé, dix fois il le plongea dans les flancs de cette malheureuse, et autant de fois il le retira fumant du sang de sa victime. . . . Elle est expirée ! . . . Il ne faut pas, ajouta ce furieux, en foulant aux pieds ce corps palpitant, qu'il me reste ici rien qui puisse me rappeler que tu fus mon épouse : il court avec rage vers un lit où reposoit deux tendres enfans, qu'il avoit eu d'elle ; le plus âgé n'avoit pas cinq ans. Ces deux innocentes victimes dormoient d'un profond sommeil, elles étoient bien loin de prévoir le sort qui les attendoit. Aucun sentiment ne s'éleva dans le cœur de ce père barbare, en leur faveur. Leur couche est déjà teinte de leur sang : quelques cris plaintifs et étouffés se font entendre. Criez, criez, dit le cannibale, vous allez retrouver votre odieuse mère, c'est elle qui aura soin de vous.

Il a été rompu vif.

En continuant de dérouler les fastes de nos destinées, nous verrons de plus grands malheurs et de plus grands vices assaillir l'espèce humaine.

Il est des personnes qui éprouvent plusieurs fois en leur vie les mêmes événemens ; instruits à l'école du malheur, ils ont cependant usé de la plus grande circonspection pour se mettre à l'abri d'un second accident.

Un malheureux avoit déjà éprouvé les cruels effets de l'incendie, sa fortune avoit considérablement souffert par ce triste fléau, ce qui le mettoit davantage sur ses gardes : sa surveillance fut inutile. Le feu se manifesta de nouveau chez lui, pendant la nuit, avec tant de violence qu'il fut impossible à ce malheureux père d'échapper des flammes ainsi que sept enfans en bas âge. Présent à cet accident, nous avons vu, à la lueur des flammes, cet infortuné serrant son épouse expirante dans ses bras, et implorant en vain l'aide des spectateurs : le rez-de-chaussée qui étoit déjà tout en feu, empêchoit les plus hardis d'approcher : enfin on leur tend des matelas dans la rue, on les invite à se jeter dessus ; l'aîné des enfans, âgé de douze ans, eût seul le courage de tenter cette perilleuse aventure, mais sa chûte fut tellement malheureuse, qu'il reçut sur le corps une ondée de plomb fondu qui commençoit à tomber du toît. Cependant le plancher miné de tous côtés par le feu, échappe sous les pieds des deux malheureux époux et les précipite dans un abîme de flammes. Six autres enfans et un domestique, qui habitoient le derrière de la maison, restoient encore ; leurs cris perçans attestoient le danger désespérant où ils se trouvoient. La flamme gagne bientôt leur appartement et les dévore. Ce malheureux père de famille étoit né lorsque le soleil entroit dans le signe du Scorpion.

Un jeune nourrisson, influencé par un signe semblable, avoit échappé aux flammes dès le berceau ; arraché à la mort au milieu du chaume embrâsé par l'impétuosité des vents, il est porté à la maison paternelle. Il étoit près du feu assis sur sa petite chaise, dans la chambre où sa mère étoit occupée à ses travaux domestiques. Une clarté subite fixe l'attention de cette femme, elle se retourne, apperçoit son malheureux enfant entouré d'un tourbillon de fumée et de flammes, produits par l'embrâsement de ses habits ; elle se précipite sur lui pour l'arracher à la mort : son visage noirci et défiguré par la contraction des nerfs l'avertit qu'il n'existe plus.

On a vu à Paris un citoyen se porter avec ardeur dans une maison livrée aux flammes, afin d'être de quelque secours à ceux qui s'y trouvoient : marchant sur des poutres embrâsées, le pied lui glisse et il se trouve sur des monceaux de charbons ardens : retiré de ce péril, il est transféré à l'Hôtel-Dieu ; le feu se manifeste à cet hospice, et il y trouve la fin de sa malheureuse étoile.

Il est des planètes qui, dans de certains signes, pronostiquent des choses réellement étranges, inouïes. Telle est, sur-tout, l'influence

fluence de Saturne, au signe du Scorpion. Un homme, à la conception duquel il avoit présidé, va nous en fournir un exemple : ce particulier frappé de la foudre, traînoit son corps meurtri dans son domicile ; l'orage qui se déchaîne le force à chercher un abri sous le branchage épais d'un arbre ; un vent des plus impétueux faisoit ployer ses plus fortes branches sous ses efforts ; l'une d'elle se détache avec fracas, tombe sur lui et l'étend roide mort.

Quelques sinistres que soient de pareils présages, ils sont encore à préférer, à ce que nous annoncent Mars et Saturne dans de certains aspects. Le brigandage, l'assassinat, les plus grands crimes sont l'effet de la triste influence de ces planètes. Saturne sur son déclin est aussi redoutable que Mars ; il est même plus dangereux , attendu que l'homme plus sombre, plus mélancolique , nourrit secrètement les desseins les plus atroces.

Un jeune homme de 22 ans , avoit déjà commis à cet âge trente-deux assassinats ; ses forfaits ignorés de tous , ne l'empêchèrent pas de retourner à la maison paternelle , d'où il s'étoit absenté depuis cinq ans. Son père ravi de le revoir , sur-tout au moment où il venoit de perdre son épouse , chercha à le fixer avec lui , et l'engagea à reprendre son état de charpentier , afin de lui succéder un jour ; et , pour l'y décider plus promptement , il s'empressa de lui montrer le gain de son travail , qui consistoit en un millier d'écus en or. Ce fils dénaturé feignit de se rendre aux desirs de son père ; mais il songea dès lors aux moyens de fracturer le coffre où étoit ce petit trésor et de s'en emparer. Enfin, un jour qu'ils étoient allés ensemble couper quelques arbres dans un bois voisin, ce monstre saisit l'instant où ce malheureux père satisfaisoit à quelques besoins de la nature, et lui asséna un coup du tranchant de sa hache avec tant de force, qu'il lui fendît la tête en deux. Il lui fut facile après s'être débarrassé de ce témoin incommode, de s'emparer du petit trésor qu'il convoitoit. Sans perdre de tems, il se transporte chez lui, prend l'or et sort dans l'intention de fuir. Il n'avoit pas fait vingt pas qu'il vit une foule d'habitans diriger leurs pas vers sa maison. Il examine et voit au milieu de la foule

un cadavre étendu sur un bran-
card ; c'étoit son malheureux père
que quelques habitans avoient
découvert baigné dans son sang.
Le jeune homme pâlit, il veut
fuir : le juge du lieu qui présidoit
à ce cortège l'invite à le suivre,
il obéit. Arrivé dans la maison
paternelle, il l'interroge ; ses
réponses ambiguës et l'or qu'on
trouva sur lui, opérèrent sa condamnation. Il avoua qu'il n'avoit
jamais éprouvé de plus grandes
jouissances que lorsqu'il versoit
du sang. Il fut rompu vif dans
le ci-devant Lyonnois, en 1748.

D'après ces différens exemples,
on ne doit plus être étonné de la
variété et de la bisarerie qui règnent dans l'espèce humaine.

Nous terminerons cet article
en avertissant nos lecteurs que
Mercure passera sous le disque

du soleil le 18 floréal présente année ; son entrée sera à neuf heures vingt minutes du matin , et sa sortie à quatre heures quarante-cinq minutes du soir. L'influence de ces deux astres ensemble est très-favorable ; elle promet de vastes connoissances , et les premiers emplois de l'État.

DES MALADIES

DES ÉPOUX,

ET

Manière de connoître les femmes amoureuses.

Il est des causes de divorce qui prennent leur source dans les défauts des parties génitales de l'un et de l'autre sexe, et qui s'opposant à leurs caresses mutuelles, font naître dans l'intérieur du ménage cette indifférence, cette froideur qui causent enfin la dissolution d'un lien qui sembloit contracté sous les auspices du bonheur.

Quand l'homme ne peut s'unir à la femme, l'on doit en accuser les défauts naturels de l'un ou de l'autre.

Les verges trop longues où trop grosses ne sont pas les plus propres à la génération et à la copulation, elles incommodent les femmes et ne produisent rien. Il faut en conséquence que la partie de l'homme soit médiocre et que celle de la femme soit proportionnée, afin de s'unir agréablement de toutes parts.

Si l'homme est trop puissant et la femme trop étroite, la conjonction est très-pénible ; mais, au contraire, la flamme est réciproquement heureuse, lorsqu'il existe une juste proportion.

Les grosses et les petites verges sont des défauts dans les hommes; elles sont encore défectueuses si elles sont mal figurées, ou si toutes les parties qui les composent ne sont pas dans leur lieu naturel : elles ne peuvent consommer le mariage. La femme ayant moins de chaleur que l'homme, est aussi sujette à beaucoup plus d'infirmités que lui. La stérilité qui en est une des plus considérable, vient le plus souvent, plutôt de son côté que de celui de son mari ; car si entre cette infinité de parties qui composent ses parties naturelles, il y en a une qui manque ou qui soit défectueuse, la génération ne peut s'accomplir.

Les femmes qui sont très-larges, peuvent difficilement concevoir dans leurs entrailles, parce qu'elles ne peuvent garder longtems la liqueur. Quand le conduit de la pudeur est trop étroit, il s'oppose toujours à la copulation et à la génération.

Souvent

Souvent un homme en épousant une belle femme, bien faite, ne soupçonne point qu'elle a des défauts propres à s'opposer à la copulation ; mais quand il veut exécuter les ordres qu'il a reçus en se mariant, il trouve des obstacles qui s'opposent à sa vigueur. L'hymen, ou les caroncules jointes fortement ensemble, occupant le canal des parties naturelles de la femme, s'opposent à ses efforts. Toutes les femmes en cet état, et qui vivent après quinze ou dix-huit ans, ne sont pas entièrement formées ; elles ont un petit trou ou plusieurs, ensemble pour laisser couler les règles, et pour donner quelquefois entrée à la semence de l'homme ; car bien que ces femmes ne soient pas capables de copulation, elles peuvent pourtant

P

quelquefois concevoir ; mais alors l'accouchement est accompagné d'accidens très-fâcheux. Ces parties se déchirent d'une telle force, et la nature, en les repoussant, y envoie tant de matières qu'il s'y engendre plus de chair qu'auparavant, si bien qu'après cela l'ouverture en est presque toute bouchée ; et quand ces femmes sont ensuite embrassées par leurs maris, elles sont fort surprises de n'être pas ouvertes comme auparavant. Il naît quelquefois des excroissences de chair dans le col de la matrice, qui s'opposent à la copulation. Le clitoris devient si grand qu'il en défend l'entrée ; les lèvres sont quelquefois si longues et si pendantes, qu'on est obligé de les couper aux filles avant de les marier.

Il existe quelques moyens de

prévenir ces différens inconvéniens dans l'un et l'autre sexe :
la longueur du membre du mari
est un cruel supplice pour la
femme. L'homme, dans cet, état
lui déchire les nymphes, lui meur-
trit les caroncules, lui fait fendre
le conduit de la pudeur, et en-
fonce le fond de sa matrice. La
douleur qu'elle en ressent lui fait
perdre le sentiment ; c'est de là
que vient une grande effusion de
sang, un flux de ventre ennuyeux, et les autres incommodités qu'elle souffre après avoir
été caressée de la sorte.

Il faut, dans ces cas-là, trouer
par le milieu un morceau de
liège de la hauteur d'un ou deux
pouces, selon l'excès de la longueur du membre, et le garnir
ensuite de coton dessus et dessous.
Ce coton doit être garni d'une

toile mollette, qui doit être piquée près-à-près, et que ce bourlet soit convexe par le haut et par le bas ; qu'ensuite on couse à chaque côté deux petits rubans. Quand l'amour fera ressentir son feu, on fait passer le membre par le trou de ce bourlet ; on lie ensuite à chaque cuisse les deux petits rubans que l'on y a cousus. C'est alors que la femme peut se livrer à son mari.

La grosseur du membre de l'homme, n'est pas si désagréable que sa longueur excessive, il ne fait alors qu'élargir les parties qui, étant membraneuses et charnues, s'élargissent assez aisement quand on le veut, attendu que la nature les a faites exprès. Sur-tout si la femme est d'une taille médiocre, qu'elle n'ait point les flancs retrécis ni de défauts à ses parties naturelles, elle ne redoutera point une grosse verge.

On propose un expédient pour faire diminuer la grosseur excessive de la verge, en appliquant des cataplasmes froids et astringens ; cependant il est à craindre qu'ils ne détruisent la semence, ou ne la rendent inutile.

Il arrive souvent que le membre viril, étant roide, devient tortu, lorsque le fil qui lie par dessous le prépuce au gland, s'avance jusqu'au conduit de l'urine ; si bien que la tête du membre étant tirée en bas par cette bride, la verge est contrainte de se plier en forme d'arc. Une pareille incommodité rend la copulation très-douloureuse pour l'époux ; s'il veut suivre les mouvemens de sa passion, il augmente sa douleur, car sa verge se courbe encore plus qu'auparavant. Néanmoins ce défaut ne s'oppose pas à la fécondité. On peut d'ailleurs y remédier en donnant un coup de ciseau au lien qui tient le gland trop gêné : on applique aussi-tôt sur la plaie un linge trempé dans un blanc d'œuf battu, et l'on continue ce remède quelques jours de suite, pour donner le tems à la nature d'y former la cicatrice.

Le membre viril peut encore devenir tortu, quand il se roidit ; si après des complaisances outrées d'un homme pour une courtisane, il reste trop long-tems dans la situation de satisfaire ses appétits déréglés. Il vient quelquefois à l'un des côtés de la verge ce qu'on appelle nodus ou glanglion ; c'est une espèce de dureté, grosse comme une fève, placée sur les nerfs de la verge. Quand on presse fortement cette partie, on n'y sent d'abord qu'une douleur obscure; mais quand le membre vient à se roidir, les douleurs sont alors extrêmes.

On a voulu guérir cette maladie par des émoliens; mais ils augmentent le mal, en dilatant les parties nerveuses de la verge, qui reçoit ensuite plus d'esprits vaporeux qu'auparavant. Les remèdes astringens lui conviennent mieux.

Outre les incommodités, déjà citées, auxquelles les femmes sont sujettes, on en voit qui, après une fausse couche ou une couche fâcheuse, demeurent tellement élargies, qu'elles deviennent incommodes à leurs maris. Ce défaut est même naturel chez quelques filles qui sont d'une taille avantageuse et d'une constitution sanguine, avec une poitrine carrée, les flancs larges et la voix forte. On obviera à ce défaut, en lavant les parties naturelles avec de l'eau de mirthe distillée, qu'on aromatisera avec un peu d'essence de girofle, ou avec quelques gouttes d'esprit-de-vin ambré, ou avec des décoctions astringentes; on préfère la décoction de la grande consoude. Mais il faut agir avec beaucoup de prudence, après que les femmes sont accouchées.

Les femmes, qui sont trop étroites, ont souvent toutes les parties délicates du conduit déchirées; il s'y engendre des ulcères, qui ne donnent pas peu de peines à guérir. Cependant on y réussira en les frottant avec un onguent fait de parties égales de litarge d'or, de céruse et de corne de cerf brûlé, avec autant qu'il faut de mucilage de coing, extrait avec de l'eau de plantin ; on les lave ensuite avec de l'eau de rose. D'ailleurs on peut élargir les parties naturelles par des décoctions de pieds de mouton, de corne de cerf, de moëlle de bœuf, de racines de guimauve, de semence de lin, et d'herbes aux puces bouillies dans de l'eau.

***

Quelles sont les femmes les plus amoureuses.

Une taille médiocre, un marcher chancelant et badin, un embonpoint modéré : voilà ce qui caractérise une femme amoureuse. Elle est d'ordinaire brune ; ses yeux étincellent d'un feu caché ;

sa bouche est belle et bien faite, mais un peu grande; son nez est un peu retroussé; sa gorge est d'une demie grosseur et dure; sa voix forte et ses flancs bien ouverts. Dès l'âge de onze à douze ans, le poil ombrage ses parties naturelles et y excite déjà des émotions amoureuses. Souvent auprès d'elle les avis des parens sont vains; elle ne connoît point de règles pour la vertu, quand le tempérament la domine.

L'homme, il est vrai, est beaucoup plus chaud que la femme; mais il est moins lascif. Sa passion semble en quelque sorte réglée par le jugement, tandis que celle de la femme est sans ordre ni mesure. Les hommes, étant dans l'embarras des affaires, sont moins sujets à se livrer aux illusions de la volupté. Les femmes d'ailleurs sont plus humides que nous ; leur embonpoint, leur beauté et leurs règles, en sont des marques évidentes. C'est leur tempérament qui leur fournit plus de semence qu'à nous, et qui les expose souvent aux vapeurs et à la fureur utérine ; car si leur semence se corrompt, elle les expose à ces maladies.

Les hommes ne sont pas sujets à ces désordres ; ils ont peu de semence, en comparaison de la femme, et ils ne sont jamais incommodés de sa quantité, attendu que la nature a trouvé le moyen de les en débarrasser pendant le sommeil. D'un autre côté, la matrice et les testicules sont des parties situées dans le corps des femmes, sans être exposées, comme les nôtres, aux injures d'un air froid qui éteint notre flamme ; aussi remarquons-nous

que les animaux, qui ont leurs
partiés génitales cachées, sont
plus lascifs que les autres. C'est
pour placer la matrice, que la
nature a fait les femmes avec des
flancs ouverts et les hanches
élevées ; qu'elle leur a donné de
grosses fesses et des cuisses charnues ; au lieu que les hommes
ont les parties d'en haut plus
larges et plus grosses que celles
d'en bas, la chaleur ayant dilaté
les unes et fortifié les autres.
Ainsi l'homme, à parler en général, est chaud et sec, plein de
bile et de mélancolie. La femme
abonde en sang et en pituite ; ces
deux humeurs qui dominent dans
son corps, le rendent uni,
mollet et délicat. Aussi la chaleur
excessive de l'été épuise et affoi-
blit tellement l'homme, qu'il est
alors incapable d'entreprendre

une affaire où il y a beaucoup à travailler. Témoins sont les habitans du midi, qui naturellement sont si lâches et si paresseux, qu'ils sont sans cesse oisifs. Les femmes, au contraire, sont beaucoup plus amoureuses en été qu'en hiver ; leur tempérament froid et humide est corrigé par les ardeurs de l'été ; leurs conduits sont plus ouverts, leurs humeurs sont plus agitées, et leur imagination plus émue.

Les hommes, qui dans la fleur de leur âge jouissent d'une parfaite santé, et qui sont d'un tempérament chaud et humide, ont beaucoup plus de semence que ceux qui sont d'un tempérament chaud et sec ; cependant ceux-ci sont les plus lascifs, et s'ils n'ont pas tant de semence, elle est du moins plus âpre, plus chatouillante et plus pleine d'esprits et de vertu prolifique ; c'est ce qui les rend hardis et amoureux, au lieu que les premiers sont simples et débonnaires.

On a beaucoup cherché jusques ici à savoir lequel des deux, de l'homme ou de la femme, goûtoient les plus grands plaisirs en se caressant. On doit présumer que c'est celui qui a les parties de la génération plus sensibles et plus entortillées, qui engendre plus de vent, qui a l'imagination plus forte et le sang plus chaud et plus mobile. Les parties de l'homme sont plus sensibles que celles de la femme, comme étant tout nerfs ; au lieu que celles de la femme sont charnues, et par conséquent moins sensibles. Les nerfs, ressentant une plus vive douleur quand on les touche,

doivent aussi recevoir une plus
grande volupté. D'ailleurs, nos
vaisseaux spermatiques, par où
passe la semence, sont extrêmement entortillés, et nos testicules
ne sont, à proprement parler,
qu'un tissu de nerfs ou de vaisseaux pliés les uns sur les autres.
Si l'on pouvoit développer nos
vaisseaux spermatiques, et qu'ensuite on les mesurât, je ne men-
tirois point en disant qu'ils sont
plus longs huit ou dix fois que
nous ne sommes hauts, au lieu
que ceux des femmes ne sont pas
plus longs que le doigt. Notre
sang est plus chaud et plus âpre
que celui des femmes, il s'agite
avec plus de force ; car l'on a vu
des hommes trembler de froid à
l'approche d'une femme qu'ils
vouloient caresser ; le cœur et le
cerveau se défaisoient alors de la

plus grande partie de leur chaleur et de leurs esprits, pour les envoyer avec précipitation aux parties naturelles.

L'homme est navré de joie quand la semence, toute enflée d'esprits, se fait passage au travers de ses vaisseaux entortillés ; les vapeurs chaudes et chatouillantes qui s'en élèvent, et le mouvement précipité des esprits qui pénètrent nos membranes, ne contribuent pas peu à nos voluptés excessives.

Les femmes qui paroissent bien touchées des plaisirs de l'amour, ne peuvent pas éprouver une si grande volupté. Leur semence est plus liquide et moins chaude ; elle n'est pas remplie de tant d'esprits, et ne se darde pas avec tant de promptitude que la nôtre.

Instant

Instant pour caresser sa femme.

- Si par hasard nous nous sentons pesans ; si une douleur obscure de tête nous accable ; qu'une pesanteur de reins nous presse ; que nous soyons chagrins et mélancoliques sans en avoir de sujet, et qu'avec cela , contre notre coutume , il y ait long-tems que nous n'ayons caressé de femme , alors on ne doit point observer de tems , ni prendre de mesure. On peut donc caresser une femme à jeun ou après le repas , le matin ou le soir , toutes ces heures sont propres quand il est question de se défaire d'une matière qui nous incommode. Le travail amoureux nous paroît doux après les occupations ordinaires ; nous nous sentons plus légers et plus gais ;

Q

la digestion se fait mieux, notre sang s'agite avec plus de liberté ; en un mot, notre corps ne nous embarrasse plus comme auparavant.

Sans cette circonstance, qui est assez rare, il vaut mieux attendre pour caresser sa femme que la première digestion soit faite, et que la seconde s'accomplisse, que l'estomac se soit déchargé de ce qu'on lui a donné à digérer, et que le cœur, le foie et les autres viscères sanguins, achèvent de changer en sang le chyle qu'ils ont nouvellement reçu. Alors tout notre corps est plein de chaleur et d'esprits, et notre estomac a été depuis peu satisfait et rassasié, notre cerveau et nos nerfs sont vivifiés par de nouveaux esprits, qui en fournissent incessament à nos parties naturelles. Ainsi quelque effort que nous fassions en ce tems pour nous épuiser, nous recevons sans cesse au-dedans de quoi réparer la perte que nous venons de faire.

D'après ces principes, il s'ensuit qu'il y a dans vingt-quatre heures deux tems considérables pour obéir à l'amour; l'un est à quatre ou cinq heures après dîner, et l'autre à quatre ou cinq heures après souper. Alors notre corps n'est ni trop plein ni trop vide; la coction de notre estomac est en quelque façon accomplie; nos entrailles sont réjouïes par l'abord d'une nouvelle humeur; notre chaleur naturelle est récréée; nos esprits sont multipliés; et quand nous en dissiperions beaucoup dans ce moment, nous en aurions toujours assez pour ne pas être incommodés de leur perte. Les plaisirs de l'amour, dit Hermogène, sont doux la nuit et le jour ils sont salutaires.

Quant aux femmes, il paroît qu'elles ne doivent pas observer un tems fixe pour être caressées ; les humeurs qu'elles épanchent, lorsque nous les embrassons, ne sont pas si spiritueuses que les nôtres, et leur foiblesse ne vient pas tant de la perte de leur matière, que de l'excès du chatouillement et de la lassitude du mouvement de l'amour : au lieu que la nôtre est causée par la dissipation de nos esprits et de notre chaleur naturelle.

DE L'UTILITÉ

DE LA

FLAGELLATION.

LA flagellation et ses coups sont utiles pour la guérison de plusieurs maladies : ce qui pourroit paroître un paradoxe. Nous allons nous appuyer de quelques exemples et de l'autorité des médecins, pour prouver la bonté de ce remède.

Titus, disciple d'Asclépiade, qui vivoit sous le règne d'Auguste, prétend qu'on doit fouetter les Maniaques, pour leur rendre le bon sens.

Cœlius Aurelianus, dit que les personnes attaquées de la mélancolie érotique, ou qui sont dans le délire, doivent aussi être fouettées, quand les autres moyens n'ont rien fait; et il ajoute que cette opération a guéri l'aliénation d'esprit chez plusieurs individus.

Rhasès veut que l'on lie la personne sujette à la maladie érotique, et qu'on la frappe à grands coups de poing ou de verges, si les autres remèdes ont été infructueux; il conselle aussi d'administrer ce topique à plusieurs reprises, s'il n'opère pas la première fois.

Si l'on en croit Sénéque, la flagellation dissipe la fièvre quarte, parce que le mouvement réchauffe et divise l'humeur âcre, noire et épaisse, qui étoit stagnante dans les viscères. Plusieurs médecins ont également ordonné la flagellation à des personnes maigres, pour leur donner de l'embonpoint. Il est certain qu'elle fait gonfler la chair et attire à elle les alimens. Tel étoit ce marchand d'esclaves, qui parvint à donner, en peu de tems, un brillant embonpoint à un enfant, exténué par la faim. La flagellation, qui s'administre avec les orties, a le plus grand succès pour raffermir les membres, et rappeler la chaleur et le sang dans les parties qui en sont privées.

Elidaeus de Padoue veut qu'on donne la flagellation aux petits enfans avec des orties vertes, afin de hâter l'erruption de la petite vérole. Thomas Campanella attribue à ce topique la vertu de guérir les obstructions de bas-ventre.

Il est des personnes qui ne

peuvent goûter les plaisirs de l'amour, sans être aiguillonnées par la fustigation. Cette cérémonie étrange les embrâse des feux de la lubricité, et fait lever, vers le ciel, cette partie qui constitue la virilité ; de manière que son oscillation suit le nombre et le son des coups appliqués, pour ainsi dire en cadence. Les orties vertes, employées pour frapper les parties génitales, ont une propriété merveilleuse pour allonger, tendre, grossir et ériger le membre viril ; enfin, elles rendent aux amans leurs forces éteintes par trop de jouissances.

On a connu un nommé Pergoteau, banquier de la cour (1),

---

(1) Tout Paris a été instruit de la passion de ce banquier. Mais il s'étoit tellement avili dans ce genre d'une vo-

qui

qui ne pouvoit caresser une femme, malgré la violence de ses

---

lupté crapuleuse, qu'on l'a vu faire courir des femmes nues dans le fondement desquelle il avoit introduit une plume de paon. Voici à son occasion une anecdote. Ce banquier déhonté fréquentoit des concubines qui étoient accoutumées à le fustiger, à qui il donnoit vingt-cinq louis par séance. Il avoit coutume de se mettre à genoux aux pieds des femmes qui se chargeoient de cet office ; les mains jointes il imploroit leur pardon. Des jeunes gens voulurent s'amuser aux dépens du financier ; ils s'affublèrent de robes de commissaire de police, arrivèrent chez les femmes où il étoit, et le surprirent à genoux au milieu de l'appartement ; alors ils lui signifièrent un prétendu ordre du roi de les suivre. Le financier, honteux d'être découvert, offrit de l'or ; et après bien des débats, on consentit à lui laisser sa liberté moyennant une lettre-de-change de cent mille francs, qu'il avoit dans son porte-feuille, et qui fut acquittée le lendemain.

R

desirs, s'il n'eût auparavant été fustigé. Envain sa raison lui fit regarder comme un crime ce rafinemènt de volupté ; sa fureur pour ce cruel plaisir étoit telle, qu'il encourageoit lui-même et accusoit de mollesse et de lâcheté celle qui le fouettoit, lorsque la fatigue ou la pitié lui faisoit ralentir ses efforts. Le patient n'étoit au comble de ses plaisirs, qu'en voyant couler son sang. Ce malheureux réclamoit ordinairement pour ce service, avec les plus instantes supplications, la main de la femme dont il vouloit jouir ; il lui donnoit lui-même les verges qu'il avoit fait tremper dès la veille dans le vinaigre, et lui demandoit à genoux la faveur insigne d'être ainsi déchiré. Plus elle frappoit avec violence, plus elle acquéroit de droit à son amour et à sa reconnoissance, en lui rendant des feux qu'il n'avoit plus ; jusqu'à ce que le dernier période de la souffrance et l'épuisement total de ses forces, lui fissent goûter la plénitude de la volupté en égale proportion. Une autre passion de cet homme ; c'étoit de faire danser autour de lui dix à douze femmes toutes nues, tenant en main un crucifix.

Mais tâchons, s'il est possible, de rendre raison d'une chose qui paroît au premier coup-d'œil si extraordinaire, et puisons-en la cause dans la nature. D'abord on remarque que cette flagellation se fait sur le dos ; les parties génitales de l'homme étant de nature, par leur délicatesse et leur extrême sensibilité, à ne pouvoir endurer des coups de verges, et à plus forte raison l'effusion du sang. Les lombes occupent la plus grande partie du dos. Cette partie a pour base cinq vertèbres qui, placées au-dessous de celle de la poitrine, se prolongent et aboutissent à l'*os sacrum*. Elles sont couvertes au-dehors de muscles et d'une peau grasse, et au-dedans de muscles qui l'enveloppent et forment sa partie haute, nommée par les Grecs *Psoas*, d'un muscle du même nom, et par les Latins *Pulpa*, de *palpare*. Ils soutiennent les reins de droite et de gauche, remplissent par leur étendue l'espace de quatre vertèbres, et se joignent à la veine cave et à la grande artère. De la veine cave et de la grande artère, les reins reçoivent les grands vases, qu'on nomme émulgens spermatiques, ou lombaires ; il y en a un de chaque côté. Viennent ensuite la veine et l'artère séminaire, qui, partant de la grande artère, desdent dans le testicule droit. A gauche, l'artère séminaire descendant du tronc de la grande artère, et la veine séminaire de la veine gauche émulgente, se rendent dans le testicule gauche. Ces parties sont composées d'une infinité de nerfs, qui prennent leur source dans la moëlle de l'épine, et par lesquels les sucs contenus dans les vertèbres sont filtrés dans les reins. Les canaux uretères se prolongent jusques à la vessie à laquelle ils sont attachés. Toutes ces parties, ayant la même tâche à remplir dans l'acte de la génération, on les a désignées sous la dénomination de lombes. Les fonctions assignées à chacunes de ses parties, savoir, les os, les muscles, les reins, les vases, etc.

concourent chacune selon leur emploi, à élaborer la semence et perfectionner l'ouvrage de la génération. Tous les auteurs, autant sacrés que profanes, sont du même avis. On lit dans la Genèse : « Les rois sortiront de vos lombes. » chap. 35, verset 5. Origène dans son homélie I, commente ainsi le verset 109 du ps. 37 : *Mes lombes sont remplis d'illusion*. Les lombes, dit-il, étant les réservoirs de la semence. Il indique la nature de l'acte de la génération, en se servant de la partie qui sert à le commettre. L'expression de ceindre ses reins étoit passée en proverbe chez les Hébreux, pour signifier la continence. *Ceins tes reins comme un homme courageux*, s'écrie Jehoval, livre de Job, c'est-à-dire, réprime ta luxure.

Hipocrate et plusieurs autres

médecins, nous apprennent que les jouissances trop fréquentes ruinent les reins ; ce qui a fait dire que les reins étoient consacrés à Vénus. Une infinité d'autres autorités viennent à l'appui de ces différentes assertions.

Cherchons maintenant avec la plus scrupuleuse attention, comment les coups de verges appliqués sur le dos ou sur les lombes, subtilisent, embrâsent les esprits, et nous rendent habiles à savourer les plaisirs de la jouissance.

Marsilius Cagnatus et Montuus attribuent tout aux lombes ; puisqu'ils sont composés des parties ci-devant détaillées, c'est-à-dire, des vertèbres, des muscles, des reins, des veines, des artères et des nerfs ; en donnant néanmoins le premier rang aux veines et aux artères spermatiques qui fournissent la matière de la semence, contiennent le fluide qui commence à blanchir et à s'épaissir, est déjà sperme, ou va le devenir; et de là le transmettent dans les testicules. Ce fluide étant trop abondant dans les veines et les artères, s'y trouvant gêné, et cherchant à se répandre au-dehors, excite des picotemens agréables, le prurit vénérien, des irritations, le besoin de s'en décharger, et des pollutions nocturnes; surtout chez les personnes qui se couchant sur le dos, communiquent trop de chaleur aux parties génitales.

Ainsi la flagellation sur le dos ou sur les lombes, est du plus grand effet pour rendre la vigueur éteinte par les excès de la volupté; et l'on ne doit plus être surpris que des hommes épuisés de luxure, aient cherché , dans l'opération douloureuse de la flagellation , un remède à l'épuisement et à la foiblesse de leurs reins , et à la perte totale de leurs forces ; sans parler de ceux qui , moins coupables à la vérité , ne doivent ces accidens qu'à un trop violent amour pour une femme , ou à un physique froid , vicieux et mal organisé. Il est probable que la flagellation donne aux parties relâchées et refroidies , une commotion violente , une irritation voluptueuse qui les embrâse et se communique à la semence ; ajoutez à cela que le sentiment aigu de la douleur des parties frappées , subtilise et précipite le sang avec plus d'abondance , attire les esprits , et fournissant aux parties de la génération une chaleur excessive , procure à l'homme libidineux, qui cherchoit envain le plaisir, le moyen de consommer l'acte de la génération, malgré la nature même, et de multiplier ses jouissances criminelles au-delà des bornes qu'elle a assignées à ses forces.

Mais, dira-t-on, cet expédient n'est mis en usage que par des libertins, afin de remédier à l'extinction de leur faculté : pourquoi ce remède, aussi innocent que d'autres, employés tous les jours, ne seroit-il pas usité ? La conservation de l'espèce humaine le rend excusable et nécessaire : lorsqu'un homme veut savourer les voluptés d'une jouissance permise et se reproduire dans lui-même, il peut l'éprouver avec une épouse aimable et chérie.

La fustigation procure les mêmes effets chez la femme ; nous

en citerons un exemple. Corne-
lius Gallus, l'ami de Virgile,
qui, au rapport de Pline, mourut
d'une douce mort, ou plutôt s'en-
dormit pour toujours sur le sein
de celle qui faisoit le bonheur de
sa vie, ne devoit les transports
et les faveurs énivrantes d'une
jeune fille passionnée pour lui,
qu'au fouet qu'elle recevoit fré-
quemment d'un père rigoureux,
qui croyant la punir des fautes
que lui faisoit commettre un tempérament trop voluptueux, ne
travailloit qu'à l'augmenter, et
servoit, sans le savoir, les vues
du poéte.

Ce remède est non-seulement
propre aux hommes, mais encore
aux femmes ; aussi les Romaines
s'offroient-elles nues aux prêtres,
qui célébroient les Lupercales,
pour en être frappées. Ces prêtres

se servoient tantôt de la main , tantôt de la tige d'une férule ; les plus chastes se contentoient d'appliquer leurs coups sur la main. La superstition , comme on peut le présumer, avoit moins de part à cette cérémonie que la libre circulation du sang, qui, agité et divisé , remonte vers le cœur , se répand avec plus d'abondance , et porte par-tout un feu pur et nouveau qui excite à l'amour, et dispose à la conception. Les Romains qui, en célèbrant les Lupercales , couroient nuds par les rues , et frappoient toutes les femmes qui se trouvoient sur leur passage , se nommoient *crepi* , du mot latin qui signifie *bruit* ; parce que les verges avec lesquelles ils frappoient, étoient couvertes de cuir , ou de peaux de chien , ou de bouc , qui étant sèches , augmentoient encore la douleur ou le bruit de l'opération. Plutarque attribue de bons effets à cette flagellation.

Les Lacédémoniens, au rapport de Tertullien, célébroient des fêtes en l'honneur de Diane ; ce jour-là, pour honorer la déesse, les jeunes gens se fouettoient eux-mêmes devant son autel, et quelquefois jusqu'au sang.

Les Perses et les Russes sont dans l'usage de battre leurs femmes. Voici, à cet égard, une anecdote que le lecteur ne sera pas fâché de trouver ici.

Un Allemand s'étant retiré en Moscovie, résolut de s'y fixer, et s'y maria. Passionnément amoureux de sa femme, il n'épargna rien pour s'en faire aimer ; mais ses efforts furent inutiles ; elle souffroit intérieurement un chagrin qu'elle vouloit cacher , mais que la rougeur de ses yeux , ses soupirs et ses sanglots trahissoient à chaque instant. Son époux lui demandant la cause de cette tristesse , et la pressant de lui en dire le motif , elle lui parla en ces termes : « Pourquoi feins-tu de » m'aimer ? crois-tu me cacher » plus long-tems que je suis vile » à tes yeux ? » En même-tems elle versoit un torrent de larmes. Le mari étonné de ce langage , lui demanda en quoi il l'avoit offensée ; s'il lui avoit manqué , il étoit sur le point de réparer sa faute par ses soins. « Enfin , » reprit-elle , puisque tu feins de » l'ignorer , où sont donc les » verges avec lesquelles tu m'as » appris à t'aimer ? ne sais-tu » pas que c'est chez nous l'unique

» moyen que doivent employer
» les hommes qui veulent nous
» persuader leur amour ? » Le
mari fut singulièrement étonné
de ce discours ; il eut d'abord
beaucoup de peines à s'empêcher
de rire ; cependant sa femme
persistant à lui parler sérieuse-
ment , il commença à croire que
ce traitement étoit indispensable.
Comment se résoudre néanmoins
à battre une femme qu'on aime ?
Il le falloit cependant sous peine
d'être haï. Peu de jours après ,
il saisit un prétexte d'humeur de
sa femme , et prenant une poignée
de verges , il lui administra une
correction des plus conjugales.
Le remède opéra des merveilles ,
et sa femme commença à le chérir
de la meilleure foi du monde.

C'est pour cet usage que dans
la Moscovie , les maris aussi-tôt

après la nôce , se munissent de verges , comme d'un ustencille essentiel dans le ménage.

Brantome, dans la cinique simplicité de son style , nous apprend qu'il a oui parler d'une grande dame de par le monde , qui ne se contentant de sa lasciveté naturelle , pour la provoquer davantage , faisoit dépouiller ses dames et filles les plus belles , et se délectoit fort à les voir ; et puis elle les battoit du plat de la main sur les fesses avec de grandes claquades et blamuses assez rudes ; et les filles qui avoient delinqué en quelque chose , avec de bonnes verges ; et alors son contentement étoit de les voir remuer et faire des *tordions* de leurs corps et fesses , lesquelles , selon les coups qu'elles en recevoient ,

montroient

montroient de bien étranges et plaisans.

Plus loin il raconte qu'une fort honnête dame, étant fille, étoit fouettée par sa mère quatre fois tous les deux jours, non pour avoir *forfait*, mais parce que sa mère prenoit ainsi plaisir à la voir remuer les fesses et le corps, pour autant en prendre d'appétit ailleurs. Il dit plus bas qu'un très-grand seigneur et prince, il y a, dit-il, plus de quatre-vingts ans, avant d'aller habiter avec sa femme, se faisoit fouetter, ne pouvant s'émouvoir, ni relever sa nature baissante sans ce sot remède.

La flagellation a aussi été en usage dans l'église catholique ; elle paroît même tirer son origine des Juifs rabins, qui mirent au nombre de leurs cérémonies une espèce de flagellation volontaire ; mais elle étoit mutuelle , et ils se flagelloient les uns les autres.

St.-Dominique , *l'encuirassé* , ne se flagelloit pas seulement pour lui , mais encore pour expier les fautes des autres. On croyoit alors que cent ans de pénitence pouvoient se racheter par vingt psautiers , accompagnés de coups de fouet. Trois mille coups valoient un an de pénitence ; les vingt pseautiers faisoient trois cent mille coups , à raison de mille coups par dixaine de pseaumes. Dominique accomplissoit cette pénitence de cent ans , en six jours. Il acquittoit ainsi les péchés du peuple ; mais cette flagellation continuelle rendit sa peau aussi noire que celle d'un nègre.

L'an 1260 commença la secte des flagellans , en Italie. Ils alloient deux à deux, se flagelloient dans les rues et dans les places publiques. Ces flagellans, animés d'abord d'un saint zèle, employèrent, sans doute, ce remède comme propre à mortifier leur chair ; mais dupes de ce même zèle, et la nature ne perdant rien de ses droits, ils ont continué, avec une espèce de fureur, cette douce torture, qui les dédomageoit des plaisirs que la solitude interdisoit à la plupart d'entre eux.

Dans les premiers tems de l'Église, où la pénitence étoit dans sa plus grande ferveur, la discipline fut très-usitée.

Du tems de St.-Augustin on avoit coutume de flageller les hérétiques et les criminels. Les chrétiens ne se flagelloient point eux-mêmes. Nous citerons une anecdote à cet égard qui est très-plaisante. Un dévot accompagnoit sa femme à confesse ; voyant que le confesseur la menoit derrière l'autel pour la flageller, il s'écria : « Monsieur, elle est très-délicate., je recevrai la discipline pour elle. » Aussi-tôt il se met à genoux et le confesseur fit son office. Pendant la cérémonie, la femme crioit de toute sa force : frappez fortement, car je suis grande pécheresse.

Cette coutume fut pratiquée jusques dans les rues. Un cordelier donna un jour le fouet, en plein, midi à un docteur en théologie, qui avoit prêché contre la conception immaculée de la vierge, et les femmes crioient : mon père, donnez-lui-en quatre coups pour chacune de nous.

Nous avons déjà parlé de la

flagellation avec les orties vertes.
Selon Élidaeus de Padoue elle est
très-bonne pour hâter l'erruption
de la petite vérole aux enfans.
Mais comme nous n'envisageons
ici que son utilité pour guérir
l'impuissance, nous terminerons
cet article par un passage de Pétrone, où il fait ainsi parler En-
colpe :

« Cette partie de mon corps,
» par laquelle j'étois autrefois un
» Achille, étoit alors entière-
» ment morte et plus froide que
» la neige ; elle sembloit retirée
» au fond de mes entrailles sil-
» lonnées de mille rides ; ma
» verge ressembloit à du cuir,
» détrempé dans de l'eau. Éno-
» thée, prêtresse de Priape,
» m'ayant promis de la rendre
» aussi dure que de la corne ;
» mêle du cresson alenois avec

,, de l'avrône, en forme un on-
,, guent qu'elle applique sur mes
,, testicules, et armant ses mains
,, d'une poignée d'orties vertes,
,, elle m'en frappe légèrement sur
,, le nombril, sur les reins et sur
,, les fesses. ,,

L'ART
DE JOUIR.

Plaisir, maître souverain des hommes et des dieux, devant qui tout disparoît, jusqu'à la raison même, tu sais combien mon cœur t'adore, et tous les sacrifices qu'il t'a faits. J'ignore si je mériterai d'avoir part aux éloges que je te donne ; mais je me croirois indigne de toi, si je n'étois attentif à m'assurer de ta présence, et à me rendre compte à moi-même de tous tes bienfaits. La reconnoissance seroit un trop foible tribut, j'y ajoute encore l'examen de mes sentimens les plus doux.

Dieu des belles âmes, charmant plaisir, ne permets pas que ton pinceau se prostitue à d'infâmes voluptés, ou plutôt à d'indignes débauches qui font gémir la nature révoltée. Qu'il ne peigne que les feux du fils de Cypris, mais qu'il les peigne avec transport. Que ce dieu vif, impétueux, ne se serve de la raison des hommes, que pour la leur faire oublier : qu'ils ne raisonnent que pour exagérer leurs plaisirs et s'en pénétrer : que la froide philosophie se taise pour m'écouter. Je sens les respectables approches de la volupté.

Disparoissez, courtisanes impudiques ! Il sortit moins de maux de la boîte de Pandore, que du sein de vos plaisirs... Eh ! que dis-je ! des plaisirs ! En fut-il jamais sans les sentimens du cœur?

Plus

Plus vous prodiguez vos faveurs, plus vous offensez l'amour qui les désavoue. Livrez vos corps aux satyres ; ceux qui s'en contentent, en sont dignes : mais vous ne l'êtes pas d'un cœur né sensible. Vous vous prostituez en vain, en vain vous cherchez à m'éblouir par des charmes *vulgivagues* : ce n'est point la jouissance des corps, c'est celle des âmes qu'il me faut. Tu l'as connue, Ninon, cette jouissance exquise, durant le cours de la plus belle vie : tu vivras éternellement dans les fastes de l'amour.

Vous, qui baissez les yeux aux paroles chatouilleuses, Précieuses et Prudes, loin d'ici ! La volupté est dispensée de vous respecter, d'autant plus que vous n'êtes pas vous-mêmes, à ce qu'on dit, si austères dans le déshabillé. Loin d'ici, sur-tout, race dévote , qui n'avez pas une vertu pour couvrir vos vices !

Belles , qui voulez consulter la raison pour aimer, je ne crains pas que vous refusiez de prêter l'oreille à mes discours; elle n'en sera point allarmée. La raison emprunte ici , non le langage , mais le sentiment des dieux. Si mon pinceau ne répond pas à la finesse et à la délicatesse de votre façon de sentir , favorisez-moi d'un seul regard ; et l'amour qui s'est plu à vous former , qui s'admire sans cesse dans le plus beau de ses ouvrages , fera couler de ma plume la tendresse et la volupté, qu'il sembloit avoir réservées pour vos cœurs.

Je ne suivrai point les traces de ces beaux esprits , précieusement néologues et puérilement entortillés : ce vil troupeau d'imitateurs d'un froid modèle, glaceroit mon imagination chaude et voluptueuse ; un art trop recherché ne me conduiroit qu'à des jeux d'enfans que la raison proscrit, ou à un ordre insipide que le génie méconnoît et que la volupté dédaigne. Le bel esprit du siècle ne m'a point corrompu ; le peu que la nature m'en réservoit, je l'ai pris en sentimens. Que tout ressente ici le désordre des passions, pourvu que le feu qui m'emporte soit digne, s'il se peut, du dieu qui m'inspire !

Auguste divinité, qui protégeas les chants immortels de Lucrèce, soutiens ma foible voix. Esprits mobiles et déliés, qui circulez librement dans mes veines, portez dans mes écrits cette ravissante volupté que vous faites sans cesse voler dans mon cœur.

O vous, tendres, naïfs ou sublimes interprêtes de la volupté ! vous qui avez forcé les grâces et les amours à une éternelle reconnoissance, ah ! faites que je la partage. S'il ne m'est pas donné de vous suivre, laissez-moi du moins un trait de flamme qui me guide, comme ces comètes qui laissent après elles un sillon de lumière qui montre leur route.

Oui, vous seuls pouvez m'inspirer, enfans *gâtés* de la nature et de l'amour, vous que ce dieu a pris soin de former lui-même, pour servir à des projets dignes de lui, je veux dire, au bonheur du genre humain ; échauffez-moi de votre génie, ouvrez-moi le sanctuaire de la nature, éclairé par l'amour : nouveau, mais plus heureux Prométhée, que j'y puise ce feu sacré de la volupté, qui dans mon cœur, comme dans son temple, ne s'éteigne jamais ; et qu'Epicure enfin paroisse, ici tel qu'il est dans tous les cœurs. O nature, ô amour, puisse-je faire passer dans l'éloge de vos charmes tous les transports avec lesquels je sens vos bienfaits !

Venez, Phylis, descendons dans ce vallon tranquille ; tout dort dans la nature, nous seuls sommes éveillés : venez sous ces arbres, où l'on n'entend que le doux bruit de leurs feuilles ; c'est le zéphyr amoureux qui les agite ; voyez comme elles semblent planer l'une sur l'autre et vous font signe de les imiter.

Parlez, Phylis, ne sentez-vous pas quelque mouvement délicat, quelque douce langueur qui vous est inconnue ? Oui, je vois l'heureuse impression que vous fait ce mystérieux asyle : le brillant de vos yeux s'adoucit, votre sang coule avec plus de vîtesse, il élève votre beau sein, il anime votre cœur innocent.

En quel état suis-je ! Quels nouveaux sentimens, dites-vous !... venez, Phylis, je vous les expliquerai.

Votre vertu s'éveille, elle craint la surprise même qu'elle a : la pudeur semble augmenter vos inquiétudes avec vos attraits : votre gloire rejette l'amour, mais votre cœur ne le rejette pas.

Vous vous révoltez envain, chacun doit suivre son sort : pour être heureux il n'a manqué au vôtre, que l'amour ; vous ne vous priverez pas d'un bonheur qui redouble en se partageant :

vous n'éviterez pas les pièges que vous tendez à l'univers : qui balance a pris son parti.

O si vous pouviez seulement sentir l'ombre des plaisirs que goûtent deux cœurs qui se sont donnés l'un à l'autre, vous redemanderiez à Jupiter tous ces ennuyeux momens, tous ces vides de la vie que vous avez passés sans aimer !

Quand une belle s'est rendue, qu'elle ne vit plus que pour celui qui vit pour elle ; que ses refus ne sont plus qu'un jeu nécessaire ; que la tendresse qui les accompagne autorise d'amoureux larcins, et n'exige plus qu'une douce violence ; que deux beaux yeux, dont le trouble augmente les charmes, demandent en secret ce que la bouche refuse ; que l'amour éprouvé de l'amant est couronné de myrtes par la vertu même ; que la raison n'a plus d'autre langage que celui du cœur ; que… les expressions me manquent, Phylis ; tout ce que je dis n'est pas même une foible image de ces plaisirs. Aimable foiblesse ! douce extase ! C'est en vain que l'esprit veut vous exprimer, le cœur même ne peut vous comprendre.

Vous soupirez, vous sentez les douces approches du plaisir. amour, que tu es adorable ! si ta seule peinture peut donner des desirs, que ferois-tu toi-même ?

Jouissez, Phylis, jouissez de vos charmes : n'être belle que pour soi, c'est l'être pour le tourment des hommes.

Ne craignez ni l'amour, ni l'amant ; une fois maîtresse de mon cœur, vous le serez toujours. La vertu conserve aisément les conquêtes de la beauté.

J'aime, comme on aimoit avant qu'on eût appris à soupirer, avant qu'on eût fait un art de jurer la fidélité. Amour est pauvre : je n'ai qu'un cœur à vous offrir, mais il est tendre comme le vôtre. Unissons-les, et nous connoîtrons à-la-fois le plaisir, et cette tendresse plus séduisante qui conduit à la plus pure volupté des cœurs.

Quels sont ces deux enfans de différent sexe qu'on laisse vivre seuls paisiblement ensemble ? Qu'ils seront heureux un jour ! Non, jamais l'amour n'aura eu de si tendres, ni de si fidèles serviteurs. Sans éducation et par conséquent sans préjugés, livrés sans remords à une mutuelle sympathie, abandonnés à un instinct plus sage que la raison, ils ne suivront que ce tendre penchant de la nature, qui ne peut être criminel, puisqu'on ne peut y résister.

Voyez ce jeune garçon, déjà il n'est plus enfant, sans s'en appercevoir. Quel nouveau feu vient de s'allumer dans ses veines ! quel cahos se débrouille ! il n'a plus les mêmes goûts, ses inclinations changent avec sa voix. Pourquoi ce qui l'amusoit, l'ennuie-t-il ? Tout occupé, tout étonné de son nouvel être, il sent, il desire ; il entrevoit seulement, par l'envie qu'il a d'être heureux, la puissance de le devenir. Ses desirs confus forment une espèce de voile, qui dérobe à sa vue le bonheur qui l'attend. Consolez-vous, jeune berger, le flambeau de l'amour dissipera bientôt les nuages qui retardent vos beaux jours : les plaisirs après lesquels vous soupirez , ne vous seront pas toujours inconnus ; la nature vous en offrira par-tout l'image ; deux animaux s'accoupleront en votre présence ; vous verrez des oiseaux se caresser sur une branche d'arbre , qui semble obéir à leurs amours.

Tout vous est de l'amour une leçon vivante.

Que de réflexions vont naître de ce nouveau spectacle ! jusqu'ou la curiosité ne portera-t-elle pas ses regards ! L'amour l'aiguillonne , il veut instruire l'un par l'autre ; il a fait la gorge de la bergère , différente de celle du berger : elle ne peut respirer sans qu'elle s'élève , c'est son langage : il semble qu'elle veuille forcer la barrière de la pudeur , comme indignée d'une contrainte qui la fâche. Pensées naïves, desirs innocens, tendres inquiétudes, tout se dit sans fart; le cœur s'ouvre, on ne se dissimule aucuns sentimens; ils sont trop nouveaux, trop vifs, pour être contenus.

Mais n'y auroit-il point encore d'autre différence ? Oh oui ! et même beaucoup plus considérable : voyez cette rose que le trop heureux hymen reçoit quelquefois des mains de l'amour : rose vermeille, dont le bouton est à peine éclos qu'elle veut être cueillie : rose charmante, dont chaque feuille semble couverte et entourée d'un fin duvet, pour mieux cacher les amours qui y sont nichés, et les soutenir plus mollement dans leurs ébats.

Surpris de la beauté de cette fleur, avec quelle avidité le berger la considère ! Avec quel plaisir il la touche, la parcourt, l'examine ! Le trouble de son cœur est marqué dans ses yeux.

La bergère est aussi curieuse d'elle-même pour la première fois ; elle avoit déjà vu son joli minois dans un clair ruisseau : le même miroir va lui servir pour contempler des charmes secrets qu'elle ignoroit.

Mais elle découvre à son tour combien peu Daphnis lui ressemble. Qu'elle lui rend bien sa surprise ! Frappée d'une si prodigieuse différence, toute émue elle y porte la main en tremblant ; elle lecaresse, elle en ignore l'usage, elle ne comprend pas pourquoi son cœur bat si vîte, elle ne se connoît presque plus : mais enfin, lorsque revenue à elle-même, un trait de lumière a passé dans son cœur, elle le regarde comme un monstre ; la chose lui paroît absolument impossible, elle ne conçoit pas encore, la pauvre Agnès, tout ce que peut l'amour.

L'idée du crime n'a point été attachée à toutes ces recherches amoureuses ; elles sont faites par de jeunes cœurs qui ont besoin d'aimer, avec une pureté d'âme que jamais n'empoisonna le repentir. Heureux enfans ! qui ne voudroit l'être comme vous ? Bientôt vos jeux ne seront plus les mêmes, mais ils n'en seront pas moins innocens : le plaisir n'habita jamais des cœurs impurs et corrompus. Quel sort plus digne d'envie ! vous ignorez ce que vous êtes l'un à l'autre ; cette douce habitude de se voir sans cesse, la voix du sang ne déconcerte point l'amour ; il n'en vole que plus vîte auprès de vous, pour serrer vos liens et vous rendre plus fortunés. Ah ! puissiez-vous vivre toujours ensemble et toujours ignorés dans cette paisible solitude, sans connoître ceux qui vous ont donné le jour ! Le commerce des hommes seroit fatal à votre bonheur ; un art imposteur corromproit la simple nature, sous les lois de laquelle vous vivez heureux : en perdant votre innocence, vous perdriez tous vos plaisirs.

Que vois-je ! c'est Isménias, qui est sur le point d'enlever l'objet de ses desirs. Son bonheur est peint dans ses yeux, il éclate sur sa figure; et du fond de son cœur, par une sorte de circulation nouvelle, il paroît répandu sur tout son être. Il parle d'Ismène, écoutons. Qu'il a l'air content et ravi !

Enfin, dit-il, je vais donc posséder celle que mon cœur adore ! Je vais jouir du fruit de la plus belle victoire. Dieux ! que cette conquête m'a coûté ! Mais qui soumet un cœur tel que celui d'Ismène, a conquis l'univers.

Il fait l'éloge de ses charmes. Toutes les femmes n'ont que des visages, Ismène seule a de la physionomie. On sent, on pense toujours avec ces traits-là : mais par quel heureux mêlange de couleurs est-on parvenu à exprimer s'il y a plus de sentiment que d'esprit dans ses yeux !

Ismène ignore le parti qu'a pris son amant : elle lui avoit défendu de tenter une entreprise aussi délicate. Mais il faut épargner à ce qu'on aime jusqu'à la moindre inquiétude : il n'y a point à balancer ; on obéit à l'amour, en désobéissant

désobéissant à l'amante. Le devoir est tout en amour comme en guerre, et le péril n'est rien. Plus la démarche est téméraire, plus Ismène sera sensible... Ah! que l'amour donne de courage! Ah! que cette preuve de tendresse lui sera chère, et qu'elle en saura un jour bon gré à son amant!

Isménias, prêt d'arriver chez Ismène, la croit déjà partie sur un faux rapport : il ne comprend pas comment il a pu la manquer sur la route; il s'agite, il délibère, quel parti prendre ? Hélas ! Est-il en état d'en prendre un ? il retourne sur ses pas ; on le prendroit pour un insensé : égaré, se connoissant à peine, il court nuit et jour, il ne rencontre point Ismène, il tremble qu'elle n'arrive la première au rendez-vous. O

V

dieux! O amour! Quelles eussent été ses inquiétudes de n'y point trouver son amant!

Mieux instruit ensuite au moment qu'il s'en flatte le moins, quelle heureuse révolution! quelle brillante sérénité relève un front abattu! comme il remercie l'amour d'avoir pris pitié de son tourment!

Il baise cent fois le billet d'Ismène, il l'arrose de ses larmes, il revole sur ses premiers pas. Rien ne fatigue, rien ne coûte quand on aime, la distance des lieux est bientôt franchie par les aîles de l'amour.

Par la joie de l'amant, jugez de celle de l'amante, lorsqu'elle entendra ce récit de la bouche même d'Isménias ; et devinez, si vous pouvez, lequel des deux va goûter le plus pur contentement. Si les plaisirs augmentent par les peines, que j'envie votre sort, Isménias !

Ils se revoient enfin, ils veulent envain parler ; mais à la vivacité de leur silence et de leurs caresses, qu'on voit bien que la parole est un foible organe du sentiment ! Ont-ils enfin repris l'usage de la voix ? grands dieux ! quels entretiens ! Se racontent-ils tout ce qui se passe dans l'univers ? non, ils ont bien plus de choses à se dire, ils s'aiment, ils se retrouvent après une longue et trop cruelle absence. Qui pourroit redire ici leurs discours, et plutôt encore leur joie que leurs plaisirs ? Il faudroit sentir comme eux, il faudroit s'être trouvé dans la même situation délicieuse.

Ismène, je l'ai prévu, n'oubliera jamais ce qu'a fait Isménias ; elle

ne quitte point une fortune brillante, ce seroit un petit sacrifice
à ses yeux ; c'est elle-même qu'elle
sacrifie. Pour qui ? pour un amant
dont l'amour fait toute la richesse.

Le plaisir appelle Ismène, il
lui tend les bras, il lui montre
une chaîne de fleurs. Refusera-t-
elle un dieu jeune, aimable, qui
ne veut que sa félicité ? C'en est
fait ; « le conseil en est pris,
» quand l'amour l'a donné. »
Mais de combien de sentimens
divers est-elle agitée, et quelles
singulières conditions elle impose
à son amant !

« Vous voyez, dit-elle, Ismé-
» nias, tout ce que j'ai fait pour
» vous. Je ne pourrai reparoître
» dans le monde, les préjugés y
» tiennent un rang trop consi-
» dérable ; et si je vous perds,
» (tombe sur moi plutôt la fou-

» dre !) je n'ai d'autre ressource
» que la mort. Je ne vous parle
» point de l'ingratitude, de l'in-
» fidélité, de l'inconstance, du
» mépris .... car qu'en sais-je ?
» Et combien me repentirai-je
» peut-être de cette démarche,
» quand il n'en sera plus tems !
» Mais que dis-je ! non, Isménias,
» vous ne ressemblerez point aux
» autres hommes ; non, vous ne
» séduirez pas la vertu pour l'a-
» bandonner aux plus vifs re-
» grets. Je vous fais injure, je
» suis sûre de vous, je vous ai
» choisi ; et si cela n'étoit pas, à
» quoi me serviroit de prévoir un
» malheur que je n'aurois pas la
» force de prévenir ? Mais cepen-
» dant quelque empire que l'a-
» mour ait sur mon cœur, j'aurai
» celui d'en rester aux termes où
» nous en sommes : jamais ,

„ comptez-y , vous ne serez mon
„ amant tout-à-fait.„ Ismène l'eût
juré par le Stix.

Isménias gémit , il est désolé , il
ne conçoit pas la trop rigoureuse
loi d'un cœur sensible. « Tendre
„ et cruelle Ismène , quoi! vous
„ m'aimez , et vous ne ferez pas
„ tout pour moi ! Il m'en coûtera
„ peut-etre plus qu'à vous , in-
„ terrompit-elle , mais la ten-
„ dresse est la volupté des cœurs.
„ Ce que je vous refuse en plai-
„ sirs , vous l'aurez en sentimens.
„ Il n'y a pas dans toute mon
„ âme un seul mouvement qui ne
„ m'approche de vous , un seul
„ soupir qui ne tende vers les
„ lieux où le destin vous appelle.
„ Ne sentez-vous donc point, Is-
„ ménias, le prix de tant d'a-
„ mour , le prix d'un cœur qui
„ sait aimer , dans ces momens

„ où les autres femmes ne savent
„ que jouir ? „

L'amour est éloquent : Isménias auroit pu déployer toute sa rhétorique ; il auroit pu vanter son expérience, son adresse, persuader, peut-être convaincre... Mais il n'étoit pas tems, la retenue étoit nécessaire ; en pareil cas, il s'agit moins de séduire, que d'obéir et de dissiper les craintes. Quand l'heure du berger n'a pas sonné, il seroit heureux que certaines poursuites ne fussent qu'inutiles ; un *à compte* demandé mal - à - propos, a souvent fait perdre toute la dette de l'amant.

Notre amoureux étoit trop initié dans les mystères de Paphos, pour ne pas contenir l'impétuosité de ses desirs. Il fut même si sage jusqu'au départ, que la belle, à ce qu'on dit, craignit d'avoir trop exigé.

Mais déjà les mesures sont prises, et bien prises ; la circonspection d'Ismène ne souffre aucune légéreté ; tout sera trompé jusqu'aux préjugés.

Pourquoi de si cruels retours ? un cœur sans artifice devroit-il connoître les remords ? Quoi, ces bourreaux déchirent sans pitié le cœur d'Ismène ! Elle craint les suites d'une démarche aussi hardie ; elle tremble d'être reconnue; elle se reproche tout , jusqu'aux hommages rendus à une vertu qu'elle ne croit pas avoir. Que cette simplicité est belle et honnête ! elle s'accuse d'avoir joué la sagesse , d'avoir trompé les hommes et les dieux. « Jusqu'ici, " dit-elle, on n'a respecté en moi " qu'une trompeuse idole , qu'un " masque trompeur; le rôle que " je vais faire ne sera pas plus vrai.

» vrai. Indigne des honneurs que
» je recevrai ... Ah dieux ! une
» âme bien née peut-elle se man-
» quer ainsi à elle-même ! O Vé-
» nus ! pourquoi faut-il que je
» sois destinée à être ta proie,
» comme celle des remords ? »

Amour, tant que tu souffriras
un reste de raison dans ton empire, tes sujets seront malheureux.
Ismène n'est éperdue, que parce
qu'elle ne l'est pas assez : son
foible cœur ne conçoit pas qu'il
s'est donné malgré lui après n'a-
voir que trop combattu.

« Non, charmante Ismène,
» l'honneur et l'amour ne sont
» point incompatibles ; ils sub-
» sistent ensemble, ils s'éclairent,
» ils s'illustrent ; quand une fidé-
» lité, une constance à toute
» épreuve, un attachement in-
» violable, sentimens de la plus

,, belle âme, ne l'abandonnent ja-
,, mais. Loin que les cœurs que l'a-
,, mour conduit à la volupté, par la
,, prudence, soient un objet de
,, mépris, ah, belle Ismène, qu'une
,, femme qui sait aimer, est un
,, être rare et respectacle ! On
,, devroit lui dresser des autels. ,,

Isménias ayant ainsi rassuré sa maîtresse inquiette, nos tendres amans partent enfin ; ils voudroient déjà être au bout du monde. Plus d'alarmes, la joie succède aux craintes, et le doux plaisir à la joie. Déjà Ismène est enflammée par mille discours tendres et par mille baisers de feu. On permet à Isménias ces anciennes privautés, ces équivalens d'amour qui n'en sont point, et dont aussi le fripon se contentoit à peine. Les chemins disparoissent ; les postes se font comme

par des chevaux aîlés ; quelquefois
on ne va que trop vîte , on n'arrive que trop promptement ; si
la prudente volupté transporte
moins nos cœurs , elle les amuse
davantage. « Ton plaisir , dit
» Isménias , n'est que l'ombre de
» ceux que peuvent goûter deux
» cœurs parfaitement unis. »

Les amans en reviennent toujours là : ont-ils tort ? C'est le but
de l'amour ; il ne bat que d'une
aîle lorsqu'il est seul ; en com-
pagnie il n'en a point ; tête à tête
il en a mille.

Ismène n'eut pas de peine à
détourner la conversation sur le
plaisir des hommes et des femmes.
Ce sont les hommes , à son avis ,
qui ont le plus de plaisirs ; Isménias croit que ce sont les femmes.
Les autres sont toujours plus
heureux que nous. La dispute

duroit encore, lorsqu'après avoir couru dans la nuit plus avant qu'Isménias n'eût voulu, il goûta enfin pour la première fois cette volupté libre, commode et en quelque sorte universelle, après laquelle il soupiroit depuis long-tems. Il s'en faut de peu que nos amans ne soient vraiment unis : ils meurent tour-à-tour et plus d'une fois, dans les bras l'un de l'autre : mais plus on sent le plaisir, plus on desire vivement celui qu'on n'a pas.

Ismène éperdue se connoît à peine : jusqu'ici elle n'avoit voulu que s'amuser, dirai-je, à l'ombre de la volupté ? Jeux d'enfans aujourd'hui ! Tous les feux de l'amour n'ont rien de trop pour elle ; que dis-je ! ils sont trop foibles, séparés ; pour les augmenter, elle veut les unir, quoi-

qu'il en puisse arriver. « Jamais,
,, dit-elle en modérant ses trans-
,, ports, je ne serai femme de la
,, façon d'un autre amant : mais
,, qu'il faut aimer pour consentir
,, à l'être de cette manière-là ! ,,
Isménias ravi, tout en la rassu-
rant, la ménageoit si singulièrement, s'avançoit peu-à-peu si
doucement dans la carrière, et
prépara enfin si bien sa victoire,
qu'Ismène fit un cri.... Amour,
tu te joues des projets de nos
foibles cœurs ! Mais sous quel
autre empire seroient-ils plus
heureux ?

Qu'entends-je ! quels gémissemens ! l'affliction est peinte sur le
visage du plus tendre amant ! Les
pleurs coulent de ses yeux ; il
touche à la plus cruelle absence.
C'est un jeune guerrier, que l'honneur et le devoir obligent de de-

vancer son prince en campagne. Il part demain, plus de délai, il n'a plus qu'une nuit à passer avec ce qu'il aime; l'amour en soupire.

Mais quels vont être ses adieux! et comment les peindrai-je? Si la joie est commune, la tristesse l'est aussi; les larmes de la douleur sont confondues avec celles du plaisir, qui en est plus tendre. Que d'incertains soupirs! quels regrets! quels sanglots! Mais en même-tems quelle volupté d'âme et quels transports! Quel redoublement de vivacité dans les caresses de ces tristes amans! Les délices qu'ils goûtent en ce moment même, qu'ils ne goûteront plus le moment suivant; le trouble où la plus périlleuse absence va les jeter, tout cela s'exprime par le plaisir et s'abîme dans lui-même : mais puisqu'il sert à rendre

deux passions diverses, il va donc
être doublé pour cette nuit. Doublé ! ah que dis-je ! il sera multi-
plié à l'infini ; ces heureux amans
vont s'énivrer d'amour , comme
s'ils en vouloient prendre pour
le reste de leur vie. Leurs premiers transports ne sont que feu ;
les suivans les surpassent ; ils
s'oublient ; leurs corps délicieusement étendus l'un sur l'autre et
dans mille postures recherchées ,
s'embrassent, s'entrelacent, s'u-
nissent : leurs âmes plus étroitement unies s'embrâsent alterna-
tivement et toutes ensemble ; la
volupté va les chercher jusqu'aux
extrémités d'eux-mêmes ; et non
contente des voies ordinaires ,
elle s'ouvre des passages au travers de tous les pores , comme
pour se communiquer avec plus
d'abondance : semblable à ses

sources qui trop resserrées par l'étroit tuyau dans lequel elles serpentent, ne se contentent pas d'une issue aussi large qu'elles-mêmes, crèvent et se font jour en mille endroits; telle est l'impétuosité du plaisir.

Quels sont alors les propos de ces amans? s'ils parlent de leurs plaisirs présens, s'ils parlent de leurs regrets futurs, c'est encore le plaisir qui exprime ces divers sentimens, c'est l'interprète **du** cœur. Ce *je ne vous verrai plus* se dit encore avec passion, il excite un nouveau transport; on se rembrasse, on se resserre, on se replonge dans la plus douce ivresse, on s'inonde, on se noie dans une mer de volupté. L'amante toute en feu fixe au plaisir son amant, et avec quelle ardeur et quel courage! Rien en eux n'est exempt

de ce doux exercice ; tout s'y rap-
proche, tout y contribue : la
bouche donne cent baisers les
plus lascifs, l'œil dévore, la main
parcourt ; rien n'est distrait de
son bonheur ; tout s'y livre avi-
dement ; le corps entier de l'un
et de l'autre est dans le plus
grand travail ; une douce mélancolie ajoute au plaisir je ne sais
quoi de singulièrement piquant,
qui l'augmente et met ces heureux
amans dans la situation la plus rare
et la plus intéressante. Amour,
c'est de ces amans que tu devois
dire :

Vîte, vîte, qu'on les dessine,
Pour mon cabinet de Paphos.

Ils t'en auroient donné le tems :
je les vois mollement s'appesantir
et se livrer au repos qu'une douce
fatigue leur procure ; ils s'en-

dorment ; mais la nature en prenant ses droits sur le corps , les
exerce en même-tems sur l'imagination ; elle veille presque toujours ; les songes sont , pour ainsi
dire , à sa solde ; c'est par eux
qu'elle fait sentir le plaisir aux
amans , dans le sein même du
sommeil. Ces fidèles rapporteurs
des idées de la veille , ces parfaits
comédiens qui nous jouent sans
cesse nos passions dans nous-
mêmes , oublieroient-ils leur rôle,
quand le théâtre est dressé , que
la toile est levée , et que de belles
décorations les invitent à représenter ? Les criminels dans les
fers font des rêves cruels ; le
mondain n'est occupé que de
bals et de spectacles ; le trompeur
est artificieux , comme le lâche
est poltron en dormant ; l'innocence n'a jamais rêvé rien de

terrible. Voyez le tendre enfant dans son berceau, son visage est uni comme une glace, ses traits sont rians, sa petite paupière est tranquille, sa bouche semble attendre le baiser que sa nourrice est toujours prête à lui donner. Pourquoi le voluptueux ne jouiroit-il pas des mêmes bienfaits ? Il ne s'est pas donné au sommeil ; c'est le sommeil qui l'a saisi dans les bras de la volupté. Morphée, après l'avoir énivré de ses pavots, lui fera sentir la situation charmante qu'il n'a quittée qu'à regret. Belles, qui voyez vos amans s'endormir sur votre beau sein, si vous êtes curieuses d'essayer le transport d'un amant assoupi, restez éveillées, s'il vous est possible ; le même cœur, soyez-en sûres, la même âme vous communiquera les mêmes feux ;

feux d'autant plus ardens, qu'il ne sera pas distrait de vous par vous-même. Il soupirera dans le fort de sa tendresse, il parlera même et vous pourrez lui répondre ; mais que ce soit très-doucement : gardez-vous, sur-tout, de le seconder, vous l'éveilleriez par les moindres efforts ; laissez-le venir à bout des siens ; représentez-vous tous les plaisirs que goûte son âme ; l'imagination peint mieux à l'œil fermé qu'à l'œil ouvert ; figurez-vous comme vous y êtes divinement gravée ; jouissez de toute sa volupté dans un calme profond et dans un parfait abandon de vous-même ; oubliez-vous, pour ne vous occuper que du bonheur de votre amant. Mais qu'il jouisse à la fin d'un doux repos ; livrez-vous-y vous-même, en vous dérobant adroitement de peur de l'éveiller ; ne vous embarrassez pas du soin de revoir la lumière , votre amant vous avertira du lever de l'aurore ; mais auparavant il se plaît à vous contempler dans les bras du sommeil ; son œil avide se repaît des charmes que son cœur adore ; ils recevront tous ensemble et chacun en particulier l'hommage qui leur est dû. Que de beautés toujours nouvelles ! Il semble qu'il les voit pour la première fois. Ses regards curieux ne seroient jamais satisfaits , mais il faut bien que le plaisir de voir fasse enfin place au plaisir de sentir. Avec quelle adresse ses doigts voltigent sur la superficie d'une peau veloutée ! L'agneau ne bondit pas si légèrement sur l'herbe tendre de la prairie , l'hirondelle ne frise pas mieux la surface de l'eau : ensuite il étend toute la main sur cette surface douce et polie, il la fait glisser.... on diroit une glace qu'il veut éprouver. Son desir s'augmente par toutes ces épreuves, son feu s'irrite par de nouveaux larcins ; il va bientôt vous éveiller , mais peu-à-peu. Croyez-vous qu'il va prodiguer tous ces noms que sa tendresse aime à vous donner ? Non , il est trop voluptueux ; sa bouche lui sera d'un autre usage; il donnera cent baisers tendres à l'objet de sa passion ; il ne les donnera pas brûlans , pour ne pas l'éveiller encore ; il s'approche , il hésite , il se fait violence ; il se tient légèrement suspendu au - dessus d'une infinité d'appas qui agissent sur lui avec toute la force de leur aimant ; il voudroit jouir d'une amante endormie.... déjà il s'y dispose avec toutes les précautions et l'industrie imaginables, mais en-vain ; le cœur de Phylis est averti des approches de son bonheur, un doux sentiment l'annonce de veine en veine, ses pores sen-sibles à la plus légère titillation s'ouvriroient à l'haleine de Zé-phyr. Il étoit tems, bergère, les transports de votre amant tou-choient à leur comble, il n'étoit plus maître de lui. Ouvrez donc les yeux, et acceptez avec plaisir les signes du réveil. « C'est moi, » dit-il, c'est ton cher Hylas, qui » t'aime plus qu'il n'a fait de » sa vie. » Il se laisse ensuite tomber mollement dans vos bras, qu'un reste de sommeil vous fait étendre et ouvrir à la voix de l'amour ; il les entrelacera dans les siens ; il s'y confondra de nouveau. C'est ainsi qu'à peine, rendue à vous-même, vous sentirez la volupté du demi-réveil. L'homme a été fait pour être heureux dans tous les états de la vie.

C'est assez, profès voluptueux, l'amour ne perd rien à tous les sermens qu'il fait faire ; jurez à votre maîtresse que vous lui serez fidèle , et levez-vous. C'est ici qu'il faut s'arracher au plaisir que les regrets accompagnent. N'attendez pas les pleurs ni les plaintes d'une belle qui touche au moment de vous perdre ; arrachez-vous encore une fois , et n'excitez point des desirs superflus. Les plaisirs forcés sont-ils des plaisirs ? Songez que vous reverrez un jour votre amante ; ou que l'amour, dont l'empire ne finit qu'avec l'univers, sensible à de nouveaux besoins , vous

vous enflammera pour d'autres bergères, peut-être encore plus aimables.

Amans, qui êtes sur le point de quitter vos belles, que vos adieux soient tendres, passionnés, pleins de ces nouveaux charmes que la tristesse y ajoute. Je veux que vous surpassiez un peu la nature, mais ne l'excédez jamais : c'est à la tendresse à seconder le tempérament, et à faire les derniers efforts. Qu'il seroit heureux de trouver une ressource imprévue, au moment même qu'on s'embrasse pour la dernière fois, au moment que les pleurs mutuels de deux amans prenant divers cours, semblent être les garans de leur douleur et de leur fidélité, en même-tems que la marque et le terme de leurs plaisirs !

O vous qui voulez faire croître.

les myrtes de Vénus avec les pavots de Morphée, voluptueux de tous les tems, prenez tous mon guerrier pour modèle ; ne craignez ni les caprices du réveil, ni le défaut de sentiment. Si le rendez-vous est bien pris , si les cœurs sont d'intelligence , Flore en aura bientôt assez pour goûter à-la-fois et les douceurs du sommeil et celles de l'amour. Soyez seulement habiles économes de vos plaisirs ; sachez l'art délicat de les filer , de les faire éclore dans le cœur d'une amante endormie ; et vous éprouverez que si ceux du soir sont plus vifs , ceux du matin sont plus doux.

Comme on voit le soleil sortir peu-à-peu de dessous les nuages épais qui nous dérobent ses rayons dorés , que la belle âme de Flore perce de même imperceptiblement ceux du sommeil : que son réveil exactement gradué, comme aux sons des plus doux instrumens, la fasse passer en quelque sorte par toutes les nuances qui séparent ce qu'il y a de plus vif ; mais pour cela il faut que vos caresses le soient ; il faut n'arriver au comble des faveurs que par d'imperceptibles degrés ; il faut que mille jouissances préliminaires vous conduisent à la dernière jouissance : découvrez, contemplez, parcourez, contentez vos regards, comme l'amant d'Issé ; par eux le cœur s'enflamme, les baisers s'allument.... Mais n'en donnez point encore, revenez sur vos pas ; qui vous presse ? Etes-vous las de jouir ? Levez de nouveau çà et là doucement le voile léger qui cache tant d'attraits...Je ne vous retiens plus, eh ! le pourrois-je ? Heureux Pigmalion, vous avez une statue vivante que vous brûlez d'animer. Déjà le front, les yeux, l'incarnat des joues, ces lèvres vermeilles où se plaît l'amour, cette gorge d'albâtre où se perdent les desirs, ont reçu cent fois tour-à-tour vos timides baisers : déjà la sensible Flore. semble s'animer sous la douce haleine du nouveau Zéphyr. Je vois sa bouche de rose faire un doux mouvement vers la vôtre : ses beaux bras s'étendent avec une mollesse, dont le simple réveil ne peut se faire honneur ; ses mains commencent à s'égarer, comme les vôtres, par-tout où l'instinct d'amour les conduit. Plus réveillée qu'endormie, plus doucement émue que vivement agitée, il est tems de passer à des mouvemens qui ne seront pas plus

ingrats qu'elle. Flore y répond...
Doucement, doucement, Tircis...
point encore... Elle se soulève à
peine... Mais que vois-je ! Un de
ses beaux yeux s'est ouvert ; votre
air de volupté a passé dans son
âme, ses baisers sont plus vifs,
ses mains plus hardies.... J'entends des sons entrecoupés....
Heureux Tircis, que tardez-vous?
Tout est prêt jusqu'au plaisir.

Quels plaisirs, grands dieux,
que ceux de l'amour ! peut-on
appeler plaisir tout ce qui n'est
pas l'amour ? Heureux ces vigoureux descendans d'Alcide qui
portent dans leurs veines tous les
feux de Cythère et de Lampsa-
que ! pour eux la jouissance est
un vrai besoin renaissant sans
cesse ; mais plus heureux encore,
ceux dont l'imagination vive tient
toujours les sens dans l'avant-

goût du plaisir et comme à l'unisson de la volupté ! Pour ces amans tous les jours se lèvent sereins et voluptueux : examinez leurs yeux, et jugez, si vous pouvez, s'ils vont aux plaisirs ou s'ils en viennent. Si les préludes leur sont chers, que ses restes leur sont précieux ! Est-ce la volupté même qui plâne dans son athmosphère ? Voyez-vous comme ils les ménagent, les chérissent, les recueillent en silence, les yeux fermés, comme au centre de leur imagination ravie : semblables à une tendre mère qui couvre de ses aîles et retient dans son sein ses petits qu'elle craint de perdre ! Vos transports sont à peine finis, Climène, et vous avez déjà la force de parler ! ah, cruelle !

Dans le souverain plaisir, dans cette divine extase où l'âme semble nous quitter pour passer dans l'objet adoré, où deux amans ne forment qu'un même corps animé par l'amour ; quelque vifs que soient ces plaisirs qui nous enlèvent hors de nous-mêmes, ce ne sont jamais que des plaisirs : c'est dans l'état doux qui leur succède, que l'âme en paix, moins emportée, peut goûter à longs traits tous les charmes de la volupté. Alors en effet elle est à elle-même, précisément autant qu'il faut pour jouir d'elle-même ; elle contemple sa situation avec autant de plaisir qu'Adonis sa figure ; elle la voit dans le miroir de la volupté. Heureux momens, délire ou vertige amoureux, quelque nom qu'on vous donne, soyez plus durables, et ne fuyez pas un cœur qui est tout à vous.

Ne m'approchez pas, mortels

fâcheux et turbulens, laissez-moi jouir…. Je suis anéanti, immobile ; j'ai à peine la force d'ouvrir des yeux fermés par l'amour. Mais que cette langueur a de charmes ! Est-ce un rêve ou une réalité ? Il me semble que je m'affaisse, mais pour tomber, heureux Cybarite, sur un monceau de feuilles de roses. La mollesse avec laquelle tous mes sens se replient sur tant de délices, me les rappelle. Douce ivresse ! je jouis encore des faveurs de Thémire ; je la vois, je la tiens entre mes bras. Il n'y a pas dans tout son beau corps une seule partie que je ne caresse, que je n'adore, que je ne couvre de mes baisers. Ah dieux ! que d'attraits ! Et que d'hommages réels mérite l'illusion même ! Que ne puis-je toujours ainsi vous voir, adorable Thémire ! votre

idée

idée me tiendroit lieu de vous même. Pourquoi ne me suit-elle pas par-tout? L'image de la beauté vaut la beauté même, si elle n'est encore plus séduisante. Doux souvenir de mes plaisirs passés, ne me quitez jamais. Passés! que dis-je? Non, amour, ils ne le sont pas. Je sens votre auguste présence.... Doux plaisir!... Quelle volupté! Mes yeux s'obscurcissent... Ah Thémire!... Ah dieu puissant! se peut-il que l'absence ait tant de charmes, et que nos foibles organes suffisent à cet excès de bonheur? Non, de si grands biens ne peuvent appartenir qu'à l'âme, et je la reconnois immortelle à ses plaisirs.

Souffre, belle Thémire, que je me rappelle ici jusqu'aux moindres discours que tu soupirois la première fois.... Quel combat enchanteur de la vertu, de l'estime et de l'amour ! comme à des mouvemens ingrats il en succéda peu-à-peu de plus doux qui ne t'inquiétoient pas moins ! Je vois, tes paupières mourantes, prêtes à fermer des yeux adoucis, attendris par l'amour. Le rideau du plaisir fut bientôt tiré devant eux ; la force t'abandonnoit avec la raison, tu ne voyois plus, tu ne savois ce que tu allois devenir, tu craignois ; hélas ! que cette simplicité ajoutoit à tes charmes et à mon amour ; tu craignois de tomber en foiblesse, et de mourir au moment même que tu allois verser bien d'autres larmes que les premières, que tu allois sentir le bien-être et le plus grand des plaisirs. De quelle volupté encore ta tendresse fut suivie ! Quels nouveaux et violens

transports ! Dieux jaloux ! res-
pectez l'égarement d'une mortelle
charmante qui s'oublie dans les
bras de celui qu'elle adore ; plus
heureuse ! que dis-je ! plus déesse
en ces momens que vous n'êtes
dieux ! Amour, tu ne l'es toi-
même que par nos plaisirs.

Quel autre pinceau que celui
de Pétrone pourroit peindre cette
première nuit ! . . . Quels plaisirs
enveloppa son ombre voluptueuse ! quelle extase ! que de
jouissances dans une ! Brûlans
d'amour, collés étroitement ensemble, agités, immobiles, nous
nous communiquions des soupirs
de feu : nos deux âmes confondues par les baisers les plus ardens, ne se connoissoient plus ;
éperdûment livrées à toute l'i-
vresse de nos sens, elles n'étoient
plus qu'un transport inexpri-

mable, avec lequel, heureux mortels, nous nous sentions délicieusement mourir.

Si les plaisirs du corps sont si vifs, quels sont ceux de l'âme ? Je parle de cette tendresse pure, de ces goûts exquis qui semblent faire distiller la volupté goutte à goutte au fond de nos âmes, tellement énivrées, tellement remplies de la perfection de leur état, qu'elles se suffisent à elles-mêmes et ne desirent rien. Ah ! que les cœurs qui sont pénétrés de cette divine façon de sentir sont heureux ! Oui, j'en jure par l'amour même, j'ai vu des momens, dieux ! quels momens ! où ma Thémire s'élevant au-dessus des voluptés du corps, méprisoit dans mes bras des faveurs que l'amour eût dédaigné lui-même.

Toute tendresse, toute âme,

dieux ! quelle existence ! disoit-elle. Non, je n'avois point encore connu l'amour...... Rejettant ensuite toute autre sentiment plus vif, sans doute parce qu'ayant moins de douceur, sa vivacité même fait alors une sorte de violence ; laisse-moi, laisse-moi goûter en paix et sans mélange un bien-être si grand, si parfait : le plaisir corromproit mon bonheur.

Je regardois ma Thémire avec l'attendrissement qu'elle m'avoit inspiré. Tant d'amour avoit fait couler quelques larmes de ses yeux, qui en étoient plus beaux. Dans son amoureuse mélancolie, son cœur n'avoit pu contenir tout le torrent de tendresse dont il sembloit inondé. Mais enfin les sens se réveillant peu-à-peu, rentrèrent dans leurs droits ; et nos ébats devenus plus vifs, sans en être moins tendres ; non , reprit Thémire , non , tu ne connois point encore tous mes transports ; je voudrois que toute mon âme pût passer dans la tienne.

J'avois déja fait deux sacrifices. Thémire enflammée croyoit toucher à chaque instant l'heureux terme de ses plaisirs ; mais soit que l'amour , comme retenu par la tendresse , fût encore fixé ou concentré au fond de son cœur , soit qu'un tempérament trop irrité ne répondît pas à l'ardeur de ses desirs , je la vis , désespérée , témoigner, en frémissant , qu'elle ne pouvoit supporter tant d'agitation ; son transport s'éleva jusqu'à la fureur. Quoi ! disoit-elle , le sort de Tantale m'est réservé dans le sein des plaisirs !

Le moyen de ne pas mettre tout en œuvre pour calmer ce

qu'on aime ! Comment refuser des plaisirs qui s'augmentent partagés !

Un troisième sacrifice appaisa peu-à-peu cette espèce de colère des sens mal satisfaits. Le plaisir ne fut plus renvoyé : des mouvemens plus doux l'accueillirent et rappelèrent la molle volupté. Mes yeux étoient pleins d'amour ; Thémire ouvrit les siens ; et voyant l'intérêt vif que je prenois au succès de ses plaisirs, l'air élevé, animé, tout de feu, dont je l'encourageois, dont je présidois au combat ; remplie elle-même alors du dieu qui me possédoit, d'une voix douce et d'un regard mourant, enfin, dit-elle, ah ! viens vîte, cher amant, viens dans mes bras.... que j'expire dans les tiens !

Quelle maîtresse, grands dieux !

Z 4

jugez si je l'adore, si je cesserai un moment de l'aimer, et si elle a besoin d'être jeune comme Hébé et belle comme la Vénus de Praxitèle, pour partager vos autels !

Mais, à son tour, Thémire est contente; elle a pour amant non-seulement un grand maître dans l'art des voluptés, mais un cœur, je dois le dire à ta gloire tendre amour, un cœur bien différent de tous les autres ; toujours amoureux, toujours complaisant, qui ne vit, ne sent que pour elle, qui n'a point d'autre volonté, d'autre âme que la sienne, qui ne murmura jamais de ses plus injustes rigueurs. Pendant combien d'années me suis-je contenté, que dis-je ! me suis-je trouvé trop heureux des simples baisers, caresses et attouchemens, comme dit naïvement Montaigne? Si rien ne doit jamais dégoûter un amant de l'objet qu'il aime, si rien ne doit suspendre un service dont l'amour permet la célébration, rien aussi ne doit rendre infracteur de la foi qu'on a jurée à sa maîtresse. Belles, vous jugerez vos amans par leur générosité ; c'est la balance des cœurs. Veulent-ils forcer vos goûts, violer votre prudence, et, sans égard pour de trop justes craintes, vous exposer aux suites fâcheuses d'une passion sans retenue, soyez sûres qu'il vous trompent, qu'ils ne sont qu'impétueux, et que vous n'êtes pas vous-mêmes ce qu'ils aiment le plus en vous.

Voyons comment tous les sens concourent à nos plaisirs. On sait déjà que *Vénus* peut être *physique*, sans perdre de ses grâces. Le plus beau spectacle du monde est une belle femme ; il se peint dans ses yeux : c'est par eux que passe dans l'âme l'image de la beauté, image agréable dont la trace nous suit par-tout, source féconde en amoureux desirs. Sans cet admirable organe, miroir transparent où se vient peindre en petit tout l'univers, on seroit privé de cette Sirène enchanteresse, aux pièges de laquelle il est si doux de se laisser prendre. C'est elle qui embellit tout ce qu'elle touche, et se représente tout ce qu'elle veut. Ses brillans tableaux charment nos ennuis dans l'absence, qui disparoît pour faire place à l'objet aimé dont l'imgination est le triomphe; ses yeux de Lynx s'étendent sans bornes sur l'avenir, comme sur le passé; par eux, par la manière dont ils sont taillés, les objets les plus éloignés se rapprochent, se grossissent, et se montrent enfin sous les plus beaux traits ; par eux le voluptueux jouit de ses idées ; il les appelle , les éveille, écarte les unes , fixe et caresse les autres au gré de ses desirs. Non que je sache comment l'imagination broie les couleurs , d'où naissent tant d'illusions charmantes : mais l'image du plaisir qui en résulte est le plaisir même.

L'esprit, le charme de la conversation, la douceur de la voix , la musique , le chant, sans l'ouie, que d'attraits perdus ! Sans l'odorat, aurois-je le plaisir de sentir le parfum des fleurs et de ma Thémire ? Sans le toucher, le satin de sa belle peau perdroit sa douceur. Quel plaisir auroit ma bouche, collée sur sa bouche avec mon cœur ? Que deviendront ces baisers amoureusement donnés, reçus, rendus, recherchés ? Toutes ces voluptés badines qui changent les heures en momens, tous ces jeux d'enfans qui plaisent à l'amour, ne séduiroient plus nos tendres cœurs ; cette partie divine seroit envain légèrement titillée, soit par les mains des grâces, soit par le plus agile organe des mortels ; ce bouton de rose n'auroit plus la même sympathie ; cet harmonieux accord de deux plaisirs industrieusement réunis, ce doux concert de la volupté seroit détruit. Envain, Thémire, ces charmes dont je suis idolâtre, tomberoient en grappe délicieuse dans la bouche voluptueuse qui les attend. Plus de ressources imprévues, plus de miracles d'amour désespéré : ce qu'il y a de plus sensible dans les amours des tendres Colombes, seroit perdu avec la plus puissante des voluptés.

Assez d'autres ont chanté les gloux-gloux de la bouteille ; je veux célébrer ceux de l'amour, incomparablement plus doux. Je t'évoque ici du sein des morts, charmant Abbé, quitte ces champs toujours verds et l'éternel printems de ces jardins fleuris, riant séjour des âmes généreuses qui ont joint le plaisir délicat de faire des heureux, au talent de l'être.... Je reconnois ton ombre immortelle, aux fleurs que la volupté sème sur tes pas. Explique-nous quelle est cette espèce de philtre naturel..., dis, Chaulieu, par quel heureux échange nos âmes, en quelque sorte tamisées, passent de l'un dans l'autre, comme nos corps. Dis comment ces âmes, après avoir mollement erré sur des lèvres chéries, aiment à couler de bouche en bouche et de veine en veine, jusqu'au fond des cœurs en extase. Y cherchent-elles le bonheur dans les sentimens les plus vifs ? Quelle est cette divine, mais trop courte métempsycose de nos âmes et de nos plaisirs ?

Charmes magiques, aimant de la volupté, mystères cachés de Cypris, soyez toujours inconnus aux amans vulgaires ; mais pénétrant tous mes sens de votre auguste présence, faites que je puisse dignement peindre celui que vous excitez, et pour lequel tous les autres semblent avoir été faits. On le reconnoît à son délicieux et puissant empire ; il interdit l'usage de la parole, de la vue, de l'ouie, de la pensée, qui fait

place au sentiment le plus vif ; il
anéantit l'âme avec tous ses sens ;
il suspend toutes les fonctions de
notre économie ; il tient , pour
ainsi dire , les rênes de l'homme
entier , au gré de ces joies souve-
raines et respectables , de ce fécond silence de la nature , qu'aucun mortel ne devroit troubler ,
sans être écrasé par la foudre :
telle est, en un mot, sa puissance
immortelle , que la raison , cette
vaine et fière déesse , rangée sous
son despotisme , n'est comme les
autres sens, que l'heureuse esclave
de ses plaisirs.

A ces traits qui peut mécon-
noître l'amour ? Qui peut ne pas
rendre hommage à cette importante action de la nature , par
laquelle tout croît , multiplie et
se renouvelle sans cesse , et dont
toutes les autres ne semblent être

que des distractions? distractions nécessaires à la vérité, autorisées et même conseillées par l'amour, à condition qu'on n'en ait point en célébrant ses mystères. O Vénus! combien peu sentent le prix de tes faveurs! combien peu se respectent eux-mêmes dans les bras de la volupté! Oui, ceux qui sont alors capables de la moindre distraction, ceux à qui tes plaisirs ne tiennent pas lieu de tous les autres, pour qui tu n'es pas tout l'univers, indignes du rang de tes élus, le sont de tes bontés!

La volupté a son échelle, comme la nature; soit qu'elle la monte ou la descende, elle n'en saute pas un degré; mais parvenue au sommet, elle se change en une vraie et longue extase, espèce de catalepsie d'amour qui fuit

fuit les débauchés et n'enchaîne que les voluptueux.

Quelle est cette honnête fille que l'amour conduit tremblante au lit de son amant ? l'hymen seul que sa générosité refuse, pourroit la rassurer. Elle se pâme dans les bras de Silvandre, qui meurt d'amour dans les siens ; mais, réservée dans ses plaisirs, elle modère si bien ses transports, qu'il n'est que trop sûr qu'elle ne confondra que ses soupirs. Elle se défie de l'adresse même du dieu qu'elle chérit ; tout dieu qu'il est, elle ne l'en croit que plus trompeur. Sa virginité lui est moins chère que son amour ; sans doute sa curiosité seroit voluptueusement satisfaite avec celle de son amant ; en faisant tout pour lui, elle croit n'avoir rien fait, parce que ce n'est

A a

point avec lui ; elle le refuse moins qu'elle-même ; mais enfin elle craint les fruits d'un amour éperdu ; elle n'entend plus que la voix d'un fantôme qui lui dit de se respecter. Quelque excessive que soit la tendresse d'un cœur qui n'avoit jamais aimé, elle n'est point à l'épreuve de l'infamie. Dieu puissant ! se peut-il qu'une foible mortelle que tu as si facilement séduite par tes plaisirs, se souvienne encore en aimant de tout ce qu'on devroit oublier quand on aime ?

A quel genre de volupté plus simple, plus épurée, suis-je parvenu ? Ici l'Eglogue la flûte à la main, décrit avec une tendre simplicité les amours des simples bergers. Tircis aime à voir paître ses moutons avec ceux de Silvanire ; ils sont l'image de la réunion de leurs cœurs. C'est pour lui qu'amour la fit si belle ; il mourroit de douleur, si elle ne lui étoit pas toujours fidelle. Là, c'est l'Elégie en pleurs, qui fait retentir les échos des plaintes et des cris d'un amant malheureux. Il a tout perdu en perdant ce qu'il aime ; il ne voit plus qu'à regret la lumière du jour ; il appelle la mort à grands cris, en demandant raison à la nature entière de la perte qu'il a faite.

Il faut l'entendre exprimer lui-même la vivacité de ses regrets, entrecoupés de soupirs. La pudeur augmentoit les attraits de son amante ; elle la conservoit dans le sein même des plus grands plaisirs, qui en étoient plus piquans. Avant lui, elle ne connoissoit point l'amour. Il se rappelle avec transport les premiers progrès de la passion qu'il lui inspira, et tout le plaisir, mêlé d'une tendre inquiétude, qu'elle eut à sentir une émotion nouvelle. Pendant combien d'années il l'aima, sans oser lui en faire l'aveu! Comme il prit sur lui de lui déclarer enfin sa passion en tremblant! Hélas! elle n'en étoit que trop convaincue; tous ces beaux noms de sympathie ou d'amitié la déguisoient mal : elle sentoit que l'amour se masquoit pour la tromper; et peut-être, sans le savoir, aidoit-elle ce dieu même à donner à ce parfait amant autant de confiance, que son dangereux respect lui en avoit inspiré à elle-même. Mais se rendre digne des faveurs de Silvanire, étoit pour Tircis d'un plus grand prix que de les obtenir. Aimer, être aimé, c'étoit pour son cœur délicat la première jouissance ; jouissance sans laquelle toutes les autres n'étoient rien. La vérité des sentimens étoit l'âme de leur tendresse , et la tendresse l'âme de leurs plaisirs ; ils ne connoissoient d'autre excès que celui de plaire et d'aimer : c'est la volupté des cœurs.

Pleure, (eh ! qu'importe que l'on pleure pourvu qu'on soit heureux) pleure , infortuné berger , un cœur amoureux trouve des charmes à s'attendrir ; il chérit sa tristesse, les joies les plus bruyantes n'ont pas les douceurs d'une tendre mélancolie, pourquoi ne pas s'y livrer, puisque c'est un plaisir , et le seul plaisir qu'un cœur triste puisse goûter dans la solitude qu'il recherche ? Un jour viendra que, trop consolé, tu regretteras de ne plus sentir ce que tu as perdu. Trop heureux de

conserver ton chagrin et tes regrets ; si tu les perds, tu existe-
ras, comme si tu n'avois jamais
aimé.

Pourquoi vous mettre au rang
des Prudes, vous qui ne l'êtes pas,
respectable Zaïde ? Pourquoi ac-
cordez-vous à mon idée plus qu'à
moi-même ? Je suis tel que vous
supposez ; vous n'avez, j'en jure
par vos beaux yeux, vous n'avez
pas plus à craindre avec l'ori-
ginal, qu'avec la copie. C'est
perdre de gaîté de cœur un bien
réel, pour embrasser la nue
d'Ixion. Rassurez-vous ; ne craignez ni indiscrétion ni inconstance, je n'en veux pour garans
que vos charmes. Nos cœurs sont
faits l'un pour l'autre ; que la plus
douce sympathie les enchaîne
pour jamais. C'est bien à nous,
foibles mortels, à croire pouvoir

être heureux sans le secours de Vénus! Quelques industrieux que soient les moyens qu'on a imaginés, l'amour en gémit; craignons son courroux; c'est le plus redoutable des dieux. Venez, Zaïde, venez, ne sentez-vous donc point le vide de votre condition? et comment le remplir sans amour! Voyez les lys dont il a parsemé votre beau teint? C'est pour donner à votre amant le plaisir de les changer en roses. L'empire de Flore est soumis à celui de l'amour. Un jour viendra, n'en doutez pas, que vous vous repentirez moins d'avoir aimé, fut-ce un volage, que de n'avoir point aimé. Tous ces beaux jours perdus dans une froide indifférence, vous les regretterez, Zaïde, mais envain; ils s'envolent et ne reviennent plus.

D'une ardeur extrême
Le tems nous poursuit,
Détruit par lui-même,
Par lui reproduit :
Plus léger qu'Eole,
Il naît et s'envole,
Renaît et s'enfuit.

Voyez ce jeune Myrte : sa vie est courte, il sera bientôt flétri. Mais il profite du peu de jours qui lui sont accordés ; il ne se refuse ni aux caresses de Flore, ni aux douces haleines de Zéphyr. Imitons-le en tout, Zaïde ; et que sa vie, l'image de la nôtre par la durée, le soit encore par les plaisirs.

Jeune Chloé, vous me fuyez... Envain je vous appelle, envain je vous poursuis...Déjà tous vos charmes se dérobent à ma vue... Rassurons-nous.... Les coquettes ne font que semblant de se cacher.

A

A ces jeux que Virgile a si bien peints, qui ne voit les ruses et toute la coquetterie d'amour ? Vous croyez le prendre sur des lèvres vermeilles ! L'enfant qu'il est, s'y croit trop à découvert ; il se sauve ; il s'enfuit. Jeune Aurore, il est déjà dans les boucles de vos beaux cheveux : comme il s'y joue avec un souffle badin d'une épaule à l'autre ! Que j'aime à le voir, las de voltiger comme un oiseau du lys à la rose et de l'ivoire au corail, se reposer enfin sur votre belle gorge ! On l'y poursuit, il n'y est déjà plus. Par où s'est-il glissé ? Où se cache-t-il ? Par-tout où habite la beauté. Il s'est fait une dernière retraite, c'est-là qu'il aime à s'arrêter, « comme une tendre fauvette sur » ses petits. » Poursuivez-le encore : à l'air dont il demande

B b

grâce, qu'on voit bien qu'il n'en veut point avoir ! Il ne semble se fixer au siége de la volupté, il n'est bien aise que son empire ait des bornes, que pour avoir le plaisir de s'y laisser prendre, et ne pas manquer d'excuse.

Transportons-nous à l'Opéra ; la volupté n'a point de temple plus magnifique, ni plus fréquenté. Quelles sont ces deux danseuses autour de l'arche de Jephté ? Dans l'une, quelle agilité, quelle force, quelle précision ! Le plaisir la suit avec les jeux et les ris, son escorte ordinaire : l'autre, moins étonnante, séduit davantage ; ses pas sont mesurés par les grâces et composés par les amours. Quelle moëlleux, quelle douceur ! L'une est brillante, légère, nouvelle ; l'autre est ravissante, inimitable. Si Camargo

est au rang des nymphes, vertueuse Salé, vous ornerez le
chœur des grâces. Divine enchanteresse, quelle âme de bronze
n'est pas pénétrée de la mollesse
de tes mouvemens ? Etends,
déploie seulement tes beaux bras,
et tout Paris est plus enchanté
qu'Amadis même !

Nouvelle Terpsichore, je n'ai
point à regretter ce genre de
plaisirs. Sage C***, vous avez
plus d'art, sans manquer de
grâces. D***, charmante D***,
vous avez plus de grâces, sans
manquer d'art. Brillantes rivales,
vous faites l'une et l'autre l'honneur des ballets d'Apollon.

Qu'entends-je ! Le dieu du
chant seroit-il descendu sur la
terre ? Quels sons ! Quel désespoir ! Quels cris ! Nouvel Atis,
aimable Jéliote, sers-toi de tout

l'empire que tu as sur les cœurs sensibles: non, jamais la puissance d'Orphée n'égala la tienne. Et toi, frêle et surprenante machine, qui n'as point été faite pour penser, le Maure, remercie l'amour de t'avoir organisée pour chanter; tu ravis nos âmes par les sons de ta voix.

De combien de façons n'intéresses-tu pas nos cœurs, puissante Vénus, lors même que tu persécutes une malheureuse, dont le crime est celui des dieux! Mérope, mère incomparable, ta tendresse est éperdue, c'est presque de l'amour. Je ne t'oublie point, adorable Zaïre; j'ai pour toi les yeux d'Orosmane; oui, tu étois digne d'un plus heureux destin. Pourquoi faut-il qu'une flamme aussi pure soit éteinte par des préjugés que tu n'avois pas ? L'amour devoit-il souffrir qu'on éclairât la reine de son empire sur d'autres intérêts que ceux de la volupté ?

Le plaisir de la table succède à celui des spectacles. Le voluptueux fait choisir ses convives ; il veut qu'ils soient, comme lui, sensuels, délicats, aimables, et plutôt gais, plaisans, que spirituels. Il écarte tout fâcheux conteur, tout ennuyeux érudit. Surtout point de beaux esprits ; ils aiment plus à briller qu'à rire. Des bons mots, des saillies, quelques étincelles, (l'esprit a sa mousse comme le champagne) mais plus encore de joie ; et que l'amour du plaisir pétille dans tous les yeux, comme le vin dans la fougère. Le gourmand gonflé, hors d'haleine dès le premier service, semblable au cigne de la

Fontaine, est bientôt sans desirs.
Le voluptueux goûte de tous les
mets ; mais il en prend peu, il se
ménage, il veut profiter de tout.
Comus est son cuisinier, et la
fine Vénus a bien ses raisons
pour fournir les ingrédiens. Les
autres sablent le champagne ; il
le boit, le boit à longs traits,
comme toutes les voluptés. Vous
sentez qu'il préfère à tout ces
charmans tête-à-têtes, où les
coudes sur la table, les jambes
entrelacées dans celles de sa maîtresse, les yeux sont le plus foible
interprète du langage du cœur.
Versez, Iris, versez à plein verre.
« Qu'il endorme, ou qu'il excite,
„ la traite est petite de la table
„ au lit. „ Cette nuit, distillé par
l'amour, il vous sera rendu.....
Mais auparavant accordez à Bacchus ce qui est dû à Bacchus ;

laissez-le reposer dans les bras de Morphée ; il ne pourroit fournir qu'une foible carrière. Déesse de Cythère, je sais quels hommages sont dûs à vos charmes ; mais attendez à voir paroître votre étoile. Vous entendez mal vos intérêts... Iris, n'éveillez pas sitôt votre amant.

Suivons par-tout le voluptueux, dans ses discours, dans ses promenades, dans ses lectures, dans ses pensées, etc. ; il distingue la volupté du plaisir, comme l'odeur de la fleur qui l'exhale, ou le son de l'instrument qui le produit. Il définit la débauche, un excès de plaisir mal goûté ; et la volupté est comme l'esprit, la quintessence du plaisir, l'art d'en user sagement, de le ménager par raison, et de le goûter par sentiment. Est-ce sa faute après cela, si on à plus de desirs que de besoins ? Il est vrai que le plaisir ressemble à l'esprit aromatique des plantes ; on n'en prend qu'autant qu'on en aspire : c'est pourquoi vous voyez le voluptueux prêter à chaque instant une oreille attentive à la voix secrette de ses sens dilatés et ouverts ; lui, comme pour mieux entendre le plaisir ; eux, pour mieux le recevoir. Mais s'ils n'y sont pas propres, il ne les excite point : il perdroit le point de vue de son art, la sagesse des plaisirs.

La nature prend-elle ses habits de printems ? prenons, dit-il, les nôtres ; faisons passer dans nos cœurs l'émail des prés et la verte gaîté des champs. Parons notre imagination des fleurs qui rient à nos yeux. Belles, parez-en votre sein, c'est pour vous qu'elles viennent d'éclore ; mais prenez encore plus d'amour que de fleurs. Enivrez-vous de tendresse et de volupté, comme les prés s'énivrent de leurs ruisseaux. Chaque être vous adresse la parole; seriez-vous sourdes à la voix, à l'exemple de la nature entière ? Voyez ces oiseaux : à peine éclos, leurs aîles les portent à l'amour. Voyez comme ce dieu badin folâtre sous la forme de zéphyr autour de ce verd feuillage. Les fleurs mêmes se marient; les vents sont leurs messagers amoureux. Chaque chose est occupée à se reproduire.

Vous, qui avez tant de sentiment, Corine.... venez. Si l'instinct jouit plutôt que l'esprit, l'esprit goûte mieux que l'instinct.

Qu'un simple bouquet a de charmes pour un amant ! *L'amour est-il niché dans ces fleurs ?* Daphnis croit le respirer lui-même : on diroit qu'il veut l'attirer dans son cœur par une voie nouvelle. Mais quel feu secret! Quelle douce émotion! Et qu'elle en est la cause ? *C'est que ce bouquet étoit contre le cœur de sa chère Thérèse.* En reçoit-elle un à son tour des mains de son berger ? Il le suit des yeux. Que ces fleurs sont heureuses d'être si bien placées! Elles ornent le trône des amours. Il envie leur sort ; il voudroit, comme elles, expirer sur ce qu'il aime.

La douleur est un siècle, et le plaisir un moment ; ménageons-nous pour en jouir, dit le convalescent voluptueux. Reprend-il un nouvel être ? il est enchanté du spectacle de l'univers. Heureuse abeille, il n'y a pas une fleur dont elle ne tire quelque suc : ses narines s'ouvrent à leur agréable parfum. Une table bien servie ranime son appétit, un vin délicieux flatte son palais, un joli minois le met tout en feu... que dis-je !

La première Phylis des hameaux d'alentour
Est la Sultane favorite,
Et le miracle de l'amour.

Lesbie, vous êtes charmante, et je vous aime plus que Catulle ne vous a jamais aimé.... Mais vous êtes trop *libidineuse* : on n'a pas le tems de desirer avec vous. Déjà.... pourquoi si vîte ? J'aime qu'on me résiste, et non qu'on me prévienne, mais avec art, ni trop, ni trop peu : j'aime une certaine violence, mais douce, qui excite le plaisir sans le déconcerter. La volupté a son soleil et son ombre : croyez-moi, Lesbie, restons encore quelque tems à

l'ombre; ombre charmante, ombre chérie des femmes volup-
tueuses, nous ne nous quitterons
que trop tôt ! Ne sentez-vous donc
pas le prix d'une douce résistance,
et d'un bien plus doux amuse-
ment ? Il n'y a pas jusqu'à la foiblesse même dont on ne puisse
tirer parti. Que Polyénos, Ascylthe , et tous les Mazulims du
monde ne se plaignent plus de
leur désastre , l'attente du plaisir
en est un. Circé s'en loue , elle
remercie son amant de ce qui
blesse au moins la vanité des
autres femmes. Circé rend grâces
à une trop heureuse impuissance;
c'est qu'elle n'est que voluptueuse :
son plaisir en a duré plus long-
tems, ses desirs n'ont point fini.
Les langueurs du corps empêchent
donc quelquefois les langueurs
de l'âme ! Quoi ! elles soutiennent

la volupté ! Qui l'eût cru, sans l'expérience de la *Parodie* du *pavot* de Virgile ? Parodie si brusque quelquefois, au milieu même des plus *grands airs*, qu'on a bien de la peine à n'en pas rire, au hasard d'augmenter le dépit de Vénus.

Si le Voluptueux se promène, le plus beau lieu, le chant des oiseaux, la fraîcheur des ruisseaux et des zéphyrs, un air embaumé de l'esprit des fleurs ; la plus belle vue, la plus superbe allée, celle où Diane se promène elle-même avec toute sa cour ; voilà ce qu'il choisit, et ce qu'il quitte bien plus volontiers, soit pour lire au frais Crébillon ou Chaulieu, soit pour s'égarer dans un bois, et fouler avec quelque Dryade le gazon touffu d'un bosquet inaccessible aux profanes. Lambris dorés que les flûtes et les voix font retentir, charmez-vous ainsi le magnifique ennui des Rois ?

S'il attend sa maîtresse, c'est dans le silence et le mystère ; tous ses sens tendus semblent écouter, il ose à peine respirer, un faux bruit l'a déjà trompé plus d'une fois : puissé-je l'être toujours ainsi! Tout dort, et Julie ne vient point! L'impatience de l'un surpasse la prudence de l'autre. Il ne se connoît plus, il brûle, il frémit du plaisir qu'il n'a pas encore.... Que sera-ce et quels transports, quand un objet si tendrement chéri, si vivement imaginé, éclairé par le seul flambeau de l'amour.... Heureux Coriandre, voilà Julie !

Issé est-elle dans les bras du sommeil? Celui de l'amour même n'est pas plus respecté ; il ordonne aux ruisseaux de murmurer plus bas; il voudroit imposer silence à la nature entière. Issé ne s'éveillera que trop tôt, elle est dans la plus galante attitude. Voyez celle de l'amant, voyez ses yeux; que de charmes ils parcourent! Favorise-le, dieu du sommeil, et qu'il ait le tems de se *payer des larmes qu'il a versées pour eux.*

Heureux jours d'Hébé! quoi! vous ne reviendrez plus! Je serai désormais impitoyablement livré au vide d'un cœur sans tendresse et sans desir : vide affreux que tous les goûts, tous les arts, toutes les dissipations de la vie ne peuvent remplir! Que je sente du moins quelquefois les flatteuses approches du plus respectable des dieux, signe consolateur d'une amante éperdue; et tel qu'au nautonnier alarmé se montre la brillante étoile du matin ! Plaisir , ingrat plaisir , c'est donc ainsi que tu traites celui qui t'a tout sacrifié ! Si j'ai perdu mes jours dans la volupté, *ah ! rendez-les moi , grands dieux* , pour les reperdre encore !

Je suis jaloux de ton bonheur , trop heureux pêcher. La nature t'a traité en mère , et l'homme en marâtre. Un doux zéphyr a soufflé dans les airs , une nouvelle chaleur te rappelle à la vie ; tes boutons paroissent , se développent bientôt ornés de fleurs ; tu seras enfin chéri pour tes excellens fruits. Combien de printems t'ont rajeuni ! Combien d'autres te rajeuniront encore , tandis que le premier de l'homme , hélas ! est aussi son dernier. Quoi ! cet arbre fleuri qui fait l'honneur du champ , qui a plus de sentiment que tous les êtres ensemble , ne seroit

seroit qu'une plante éphémère ,
éclose le matin , le soir flétrie ;
moins durable que ces fleurs ,
qui du moins sûres de parer nos
campagnes durant l'été, embelli-
ront peut-être l'automne même !
Spectacle enchanteur dont l'éter-
nité même ne pourroit me rassa-
sier , un destin, cruel sans doute,
nous arrache au plaisir de vous
voir et de vous admirer sans cesse,
mais il est inévitable. Ne perdons
point le tems en regrets frivoles ;
et tandis que la main du printems
nous caresse encore, ne songeons
point qu'elle va se retirer ; jouis-
sons du peu de momens qui nous
restent ; buvons , chantons , ai-
mons qui nous aime ; que les
jeux et les ris suivent nos pas ;
que toutes les voluptés viennent
tour-à-tour, tantôt amuser, tantôt
enchanter nos âmes ; et quelque

C c

courte que soit la vie, nous aurons vécu !

Le voluptueux aime la vie, parce qu'il a le corps sain, l'esprit libre et sans préjugés : amant de la nature, il en adore les beautés, parce qu'il en connoît le prix : inaccessible au dégoût, il ne comprend pas comment ce poison mortel vient infecter nos cœurs. Au-dessus de la fortune et de ses caprices, il est sa fortune à lui-même : au-dessus de l'ambition, il n'a que celle d'être heureux : au-dessus des tonnerres, philosophe épicurien, il ne craint pas plus la foudre que la mort. Les arbres se dépouillent de leur verdure, il conserve son amour. Les fleuves se changent en marbre, un froid cruel gêle jusqu'aux entrailles de la terre, il brûle des feux de l'été. Couché avec sa chère Délie, la rigueur de l'hiver, le vent, la pluie, la grêle, les élémens déchaînés ajoutent au bonheur de Tibule. Si la mer est calme et tranquille, le voluptueux ne voit dans cette belle nappe d'eau, qu'une parfaite image de la paix. Si les flots bouleversés par Eole en furie, menacent quelque vaisseau du naufrage, ce tableau mouvant de la guerre, tout effrayant qu'il est, il le voit avec le plaisir d'un homme éloigné du danger. Ce n'est pas là un de ceux que court volontiers la volupté.

Tout est plaisir pour un cœur voluptueux ; tout est roses, œillets, violettes dans le champ de la nature. Sensible à tout, chaque beauté l'extasie ; chaque être inanimé lui parle, le réveille ; chaque être animé le remue ; chaque partie de la création le remplit de volupté. Voit-on paroître la riante livrée du printems ? il remercie la nature d'avoir prodigué une couleur si douce et si amie des yeux. Admirateur des plus frappans phénomènes, le lever de l'aurore et du soleil ; cette brillante couleur de pourpre, qui se jouant dans le brun des nuées, forme à son couchant la plus superbe décoration ; les rayons argentés de la lune, qui consolent les voyageurs de l'absence du plus bel astre : les étoiles, ces diamans de l'Olympe, dont l'éclat est relevé par le fond bleu auquel ils sont attachés : ces beaux jours sans nuages ; ces nuits plus belles encore qui inspirent les plus douces rêveries, nuits vertes des forêts, où l'âme enchaînant ses pensées volages dans les bornes

charmantes de l'amour, contente,
recueillie, se caresse elle-même
et ne se lasse point de contempler
son bonheur : ombre impéné-
trable aux yeux des Argus, où il
suffit d'être seul pour desirer
d'être avec vous, Thémire ; et
d'être avec vous, pour oublier
tout l'univers. Que dirai-je enfin ?
toute la nature est dans un cœur
qui sent la volupté !

Vous la sentez, Sapho, vous
éprouvez l'empire de cette puissante divinité. Mais quel singulier
usage vous en faites ! Vous refusez
aux uns ce que vous ne pouvez
accorder aux autres ; vous jouez
le sexe que vous n'avez pas, pour
chérir celui que vous avez. Amoureuse de votre sexe, vous voudriez
en changer ! Vous ne voyez pas
que vous oubliez votre person-
nage, en faisant mal le nôtre, et

que la nature abusée en rougit !

Ne nous élevons point contre cette usurpation ; n'arrêtons point le cours d'un ruisseau, qui conduit tôt ou tard à sa source. Quand on prend de l'amour, on peut prendre une amante ; le plaisir se lasse de *mentir*.

La vue des plaisirs d'autrui nous en donne. Avec quel air d'intérêt la curieuse Suzon regarde les mystères d'amour ! Plus elle craint de troubler les prêtres qui les célèbrent, plus elle en est elle - même troublée ; mais ce trouble, cette émotion ravit son âme. Dans quel état la friponne est trouvée ! Trop attentive, pour n'être pas distraite, elle semble machinalement céder à la voluptueuse approche des doigts libertins !..... Pour la désenchanter, il lui faudroit des plaisirs, tels sans doute que ceux dont elle a devant soi la séduisante image. L'amour se gagne à être vu de près.

Oserois-je légèrement toucher des mystères secrets dont le seul nom offense Vénus, et fait prendre les armes à tout Cythère, mais qui cependant ont quelquefois le bonheur de plaire à la déesse, par l'heureuse application qu'on en fait ?

Le beau Giton gronde le satyre qu'il a choisi pour ses plaisirs : tout enfant qu'il est, il s'apperçoit bien de l'infidélité qu'Ascylthe lui a faite : il donne à son mari plus de plaisir qu'une femme véritable : est-il surprenant qu'il mette ses faveurs au plus haut prix ; et que le plus joli cheval, le coursier de Macédoine le plus vîte, puisse à peine les payer ?

Vous souvient-il de l'écolier de Pergame ? Grands dieux ! l'aimable enfant ! La beauté seroit-elle donc de tous les sexes ? Rien ne limiteroit-il son empire ? Que déserteurs du culte de Cypris ! Que de cœurs enlevés à Cythère ! La déesse en conçoit une juste jalousie. Eh ! quel bon citoyen de l'île charmante qu'elle a fondée, ne soupireroit avec elle de toutes les conquêtes que fait le rivage ennemi ? Beau sexe, cependant n'en soyez pas si jaloux. Pétrone a moins voulu dans l'excès de son rafinement, vous causer des inquiétudes, que vous ménager des ressources contre l'ennuyeuse uniformité des plaisirs. En effet combien d'amours petits ou timides (ceux-là sont si faciles à effaroucher) ont été bien aises de trouver un refuge, sans lequel

lequel privés d'asile, ils seroient peut-être morts de frayeur à la porte du temple ? Combien d'autres, excités par une simple curiosité philosophique, rentrant ensuite dans leur devoir, ont si bien servi le véritable amour, que pour ses propres intérêts, ce dieu des cœurs, en bon Casuiste, n'a pu quelquefois se dispenser de leur accorder, conditionellement, une indulgence dont il profitoit ?

Vous avez de l'esprit, Céphise, et vous êtes révoltée par ces discours ! vous vous piquez d'être philosophe, et vous vous feriez un scrupule d'user d'une ressource permise et autorisée par l'amour ! Quels seroient donc vos préjugés, si, comme tant d'autres femmes, vous aviez le malheur de n'être que belle ! Ah ! croyez-moi, chère amante, tout est femme dans ce qu'on aime; l'empire de l'amour ne reconnoît d'autres bornes que celles du plaisir.

Je te rends, amour, le pinceau que tu m'as prêté, fais-le passer en des mains plus délicates; et toi, source de félicité, reste à jamais dans mon cœur.

L'HOMME PLANTE.

CHAPITRE PREMIER.

NOUS commençons à entrevoir l'uniformité de la nature : ces rayons de lumière encore foibles, sont dûs à l'étude de l'histoire naturelle ; mais jusqu'à quel point va cette uniformité ?

Prenons garde d'outrer la nature, elle n'est pas si uniforme, qu'elle ne s'écarte souvent de ses lois les plus favorites : tâchons de ne voir que ce qui est, sans nous flatter de tout voir. Tout est piège, ou écueil, pour un esprit vain et peu circonspect.

Pour juger de l'analogie qui se trouve entre les deux principaux règnes, il faut comparer les parties des plantes avec celles de l'homme, et ce que je dis de l'homme, l'appliquer aux animaux.

Il y a dans notre espèce, comme dans les végétaux , une racine principale et des racines capillaires. Le réservoir des lombes et le canal thorachique , forment l'une, et les veines lactées font les autres. Mêmes usages , mêmes fonctions par-tout. Par ces racines, la nourriture est portée dans toute l'étendue du corps organisé.

L'homme n'est donc point un arbre renversé , dont le cerveau seroit la racine , puisqu'elle résulte du seul concours des vaisseaux abdominaux qui sont les premiers formés ; du moins le sont-ils avant les tégumens qui les couvrent. et forment l'écorce de l'homme. Dans le germe de la plante, une des premières choses qu'on apperçoit, c'est sa petite racine, ensuite sa tige ; l'une descend, l'autre monte.

Les poumons sont nos feuilles. Elles suppléent à ce viscère dans les végétaux, comme ils remplacent chez nous les feuilles qui nous manquent. Si ces poumons des plantes ont des branches, c'est pour multiplier leur étendue, et qu'en conséquence il y entre plus d'air : ce qui fait que les végétaux, et sur-tout les arbres, en respirent en quelque sorte plus à l'aise. Qu'avions-nous besoin de feuilles et de rameaux ? La quantité de nos vaisseaux et de nos vésicules pulmonaires, est si bien proportionnée à la masse de notre corps, à l'étroite circonférence qu'elle occupe, qu'elle nous suffit. C'est un grand plaisir d'observer ces vaisseaux et la circulation qui s'y fait principalement dans les amphibies.

Mais quoi de plus ressemblant que ceux qui ont été découverts et décrits par les Harvées de la botanique ? *Ruisch, Boerhaave*, etc. ont trouvé dans l'homme la même nombreuse suite de vaisseaux que *Malpighi, Leuwenhœck, van Royen*, dans les plantes ? Le cœur bat-il dans tous les animaux ? Enfle-t-il leurs veines de ces ruisseaux de sang, qui portent dans toute la machine le sentiment et la vie ? La chaleur, cet autre cœur de la nature, ce feu de la terre et du soleil, qui semble avoir passé

dans l'imagination des poétes qui
l'ont peint ; ce feu, dis-je, fait
également circuler les sucs dans
les tuyaux des plantes, qui transpirent comme nous. Quelle autre
cause en effet pourroit faire tout
germer, croître, fleurir et multiplier dans l'univers ?

L'air paroît produire dans les
végétaux les mêmes effets qu'on
attribue avec raison dans l'homme, à cette subtile liqueur des
nerfs, dont l'existence est prou-
vée par mille expériences.

C'est cet élément qui, par son
irritation et son ressort, fait quelquefois élever les plantes au-dessus
de la surface des eaux, s'ouvrir
et se fermer, comme on ouvre
et ferme la main : phénomène
dont la considération a peut-être
donné lieu à l'opinion de ceux
qui ont fait entrer l'éther dans

les esprits animaux, auxquels il seroit melé dans les nerfs.

Si les fleurs ont leurs feuilles, ou *pétales*, nous pouvons regarder nos bras et nos jambes comme de pareilles parties. Le *nectarium*, qui est le réservoir du miel dans certaines fleurs, telles que la tulippe, la rose, etc. est celui du lait dans la plante femelle de notre espèce lorsque le mâle le fait venir. Il est double, et a son siége à la base latérale de chaque *pétale*, immédiatement sur un muscle considérable, le grand pectoral.

On peut regarder la matrice vierge, ou plutôt non grosse, ou, si l'on veut, l'ovaire, comme un germe qui n'est point encore fécondé. Le *stylus* de la femme est le vagin; la vulve, le mont de Vénus avec l'odeur qu'exhalent

les glandes de ces parties, répondent au *Stigma* : et ces choses,
la matrice, le vagin et la vulve
forment le *pistille* ; nom que les
botanistes modernes donnent à
toutes les parties femelles des
plantes.

Je compare le *péricarpe*, à la
matrice dans l'état de grossesse,
parce qu'elle sert à envelopper le
fœtus. Nous avons notre *graine*,
comme les plantes, et elle est
quelquefois fort abondante.

Le *nectarium* sert à distinguer
les sexes dans notre espèce,
quand on veut se contenter du
premier coup - d'œil ; mais les
recherches les plus faciles ne sont
pas les plus sûres ; il faut joindre
le *pistille* au *nectarium*, pour avoir
l'essence de la femme ; car le
premier peut bien se trouver
sans le second, mais jamais le

second sans le premier, si ce n'est dans des hommes d'un embonpoint considérable, et dont les mamelles imitent d'ailleurs celles de la femme, jusqu'à donner du lait, comme Morgagni et tant d'autres en rapportent l'observation. Toute femme imperforée, si on peut appeler femme, un être qui n'a aucun sexe, telle que celle dont je fais plus d'une fois mention, n'a point de gorge; c'est le bourgeon de la vigne, sur-tout cultivée.

Je ne parle point du *calice*, ou plutôt du *corelle*, parce qu'il est étranger chez nous, comme je le dirai.

C'en est assez, car je ne veux point aller sur les brisées de Corneille Agrippa. J'ai décrit botaniquement la plus belle plante de notre espèce, je veux dire la femme ; si elle est sage , quoique métamorphosée en fleur , elle n'en sera pas plus facile à cueillir.

Pour nous autres hommes, sur lesquels un coup-d'œil suffit , fils de Priape , animaux spermatiques , notre *étamine* est comme roulée en tube cylindrique , c'est la *verge* , et le sperme est notre *poudre* fécondante. Semblables à ces plantes , qui n'ont qu'un mâle , nous sommes des *Monandria* : les femmes sont des *Monagynia* , parce qu'elles n'ont qu'un vagin. Enfin le genre humain , dont le mâle est séparé de la femelle , augmentera la classe des *Dieciæ* : Je me sers des mots dérivés du grec , et imaginés par Linnæus.

J'ai cru devoir exposer d'abord l'analogie qui règne entre la plante et l'homme déjà formés ; parce qu'elle est plus sensible et plus facile à saisir. En voici une plus subtile, et que je vais puiser dans la génération des deux règnes.

Les plantes sont mâles et femelles, et se secouent comme l'homme, dans le congrès. Mais en quoi consiste cette importante action qui renouvelle toute la nature ? Les globules infiniment petits qui sortent des grains de cette poussière dont sont couvertes les étamines des fleurs, sont enveloppés dans la coque de ces grains, à-peu-près comme certains œufs, selon Needham et la vérité. Il me semble que nos gouttes de semence ne répondent pas mal à ces grains, et nos vermisseaux à leurs globules. Les animalcules de l'homme sont véritablement enfermés dans deux liqueurs, dont la plus commune, qui est le suc des prostates, enveloppe la plus précieuse, qui est la semence proprement dite ; et à l'exemple de chaque globule de poudre végétale, ils contiennent vraisemblablement la plante humaine en miniature. Je ne sais pourquoi Needham s'est avisé de nier ce qu'il est facile de voir. Comment un physicien scrupuleux, un de ces prétendus sectateurs de la seule expérience, sur des observations faites dans une espèce, ose-t-il conclure que les mêmes phénomènes doivent se rencontrer dans une autre, qu'il n'a cependant point observée, de son propre aveu ? De telles conclusions tirées pour l'honneur d'une hypothèse, dont on ne haît que le nom, fâché que la chose n'ait pas lieu, de telles conclusions , dis-je , en font peu à leur auteur. Un homme du mérite de Needham , avoit encore moins besoin d'exténuer celui de M. Geoffroy , qui, autant que j'en puis juger par son mémoire sur la structure et les principaux usages des fleurs , a plus que conjecturé que les plantes étoient fécondées par la poussière de leurs étamines. Ceci soit dit en passant.

Le liquide de la plante dissout mieux qu'aucun autre , la matière qui doit la féconder ; de sorte qu'il n'y a que la partie la plus subtile de cette matière qui aille frapper le but.

Le plus subtil de la semence de l'homme ne porte-t-il pas de même son ver , ou son petit poisson , jusques dans l'ovaire de la femme ?

Needham (1) compare l'action des globules fécondans à celle d'un éolipille violemment échauffé. Elle paroît aussi semblable à une espèce de petite boule de savon, tant dans la nature même, ou dans l'observation, que dans la figure que ce jeune et illustre naturaliste Anglois nous a donnée de l'éjaculation des plantes.

Si le suc propre à chaque végétal produit cette action d'une manière incompréhensible, en agissant sur les grains de poussière, comme l'eau simple fait d'ailleurs : comprenons - nous mieux comment l'imagination d'un homme qui dort, produit des pollutions, en agissant sur les muscles érecteurs et éjaculateurs, qui,

______

(1) Nouvelles découvertes faites avec le microscope. Leyde, 1747, in-12.

même seuls et sans le secours de l'imagination, occasionnent quelquefois les mêmes accidens? A moins que les phénomènes qui s'offrent de part et d'autre, ne vinssent d'une même cause, je veux dire d'un principe d'irritation, qui après avoir tendu les ressorts, les feroit se débander. Ainsi l'eau pure, et principalement le liquide de la plante, n'agiroit pas autrement sur les grains de poussière, que le sang et les esprits sur les muscles et les réservoirs de la semence.

L'éjaculation des plantes ne dure qu'une seconde ou deux; la nôtre dure-t-elle beaucoup plus? je ne le crois pas : quoique la continence offre ici des variétés qui dépendent du plus ou moins de sperme amassé dans les vésicules séminales. Comme elle se

fait

fait dans l'expiration, il falloit qu'elle fût courte : des plaisirs trop longs eussent été notre tombeau. Faute d'air ou d'aspiration, chaque animal n'eût donné la vie qu'aux dépens de la sienne propre, et fût véritablement mort de plaisir.

Mêmes ovaires, mêmes œufs et même faculté fécondante. La plus petite goutte de sperme contenant un grand nombre de vermisseaux, peut, comme on l'a vu, porter la vie dans un grand nombre d'œufs.

Même stérilité encore, même impuissance des deux côtés. S'il y a peu de grains qui frappent le but, et soient vraiment féconds, peu d'animalcules percent l'œuf féminin. Mais dès qu'une fois il s'y est planté, il y est nourri, comme le globule de poudre, et

E e

l'un et l'autre forment avec le tems l'être de son espèce, **un homme ou une plante.**

Les œufs, ou les graines de la plante, mal-à-propos appelés *germes*, ne deviennent jamais fœtus, s'ils ne sont secondés par la poussière dont il s'agit ; de même une femme ne fait point d'enfans, à moins qu'un homme ne lui lance, pour ainsi dire, l'abrégé de lui-même au fond des entrailles.

Faut-il que cette poussière ait acquis un certain degré de maturité pour être féconde ? La semence de l'homme n'est pas plus propre à la génération dans le jeune âge, peut-être parce que notre petit ver seroit encore alors dans un état de nymphe, comme le traducteur de Needham l'a conjecturé. La même chose arrive, lorsqu'on est extrêmement épuisé, sans doute parce que les animalcules mal nourris meurent, ou du moins sont trop foibles. On sème envain de telles graines, soit animales, soit végétales ; elles sont stériles et ne produisent rien. La sagesse est la mère de la fécondité.

L'amnios, le chorion, le cordon ombilical, la matrice , etc. se trouvent dans les deux règnes. Le fœtus humain sort enfin par ses propres effets de sa prison maternelle. Celui des plantes , ou pour le dire néologiquement, la plante *embrionnée*, tombe au moindre mouvement, dès qu'elle est mûre : c'est l'accouchement végétal.

Si l'homme n'est pas une production végétale, comme *l'arbre de Diane* et autres, c'est du moins

un insecte qui pousse ses racines
dans la matrice, comme le germe
fécondé des plantes dans la leur.
Il n'y auroit cependant rien de
surprenant dans cette idée, puisque Needham observe que les
Polypes, les Bernacles et autres
animaux se multiplient par végétation. Ne taille-t-on pas encore,
pour ainsi dire, un homme comme
un arbre? Un auteur universel-
lement savant l'a dit avant moi.
Cette forêt de beaux hommes qui
couvre la Prusse, est due aux
soins et aux recherches du feu
roi. La générosité réussit encore
mieux sur l'esprit; elle en est
l'aiguillon, elle seule peut le tail-
ler, pour ainsi dire, en arbres
de Marli, et qui plus est, en arbres
qui, de stériles qu'ils eussent été,
porteront les plus beaux fruits.
Est-il donc surprenant que les

beaux-arts prennent aujourd'hui la Prusse pour leur pays natal ? Et l'esprit n'avoit-il pas droit de s'attendre aux avantages les plus flatteurs, de la part d'un homme qui en a tant ?

Il y a encore parmi les plantes des noirs, des mulâtres, des taches où l'imagination n'a point de part, si ce n'est peut-être dans celle de M. Colonne. Il y a des panaches singuliers, des monstres, des loupes, des goëtres, des queues de singes et d'oiseaux ; et enfin, ce qui forme la plus grande et la plus merveilleuse analogie, c'est que les fœtus des plantes se nourrissent, comme M. Monroo l'a prouvé, suivant un mêlange du méchanisme des ovipares et des vivipares. C'en est assez sur l'analogie des deux règnes.

Chapitre second.

Je passe à la seconde partie de cet ouvrage, ou à la différence des deux règnes.

La plante est enracinée dans la terre qui la nourrit, elle n'a aucuns besoins, elle se féconde elle-même, elle n'a point la faculté de se mouvoir ; enfin on l'a regardée comme un animal immobile, qui cependant manque d'intelligence, et même de sentiment.

Quoique l'animal soit une plante mobile, on peut le considérer comme un être d'une espèce bien différente : car non-seulement il a la puissance de se mouvoir, et le mouvement lui coûte si peu, qu'il influe sur la *saineté* des organes dont il dépend ; mais il sent, il pense, et peut satisfaire cette foule de besoins dont il est assiégé.

Les raisons de ces variétés se trouvent dans ces variétés mêmes, avec les lois que je vais dire.

Plus un corps organisé a de besoins, plus la nature lui a donné de moyens pour les satisfaire. Ces moyens sont les divers degrés de cette sagacité, connue sous le nom d'instinct dans les animaux, et d'âme dans l'homme.

Moins un corps organisé a de nécessités, moins il est difficile à nourrir et à élever, plus son partage d'intelligence est mince.

Les êtres sans besoins, sont aussi sans esprit : dernière loi qui s'ensuit des deux autres.

L'enfant collé au téton de sa nourrice, qu'il tète sans cesse, donne une juste idée de la plante. Nourrisson de la terre, elle n'en quitte le sein qu'à la mort. Tant que la vie dure, la plante est identifiée avec la terre; leurs viscères se confondent et ne se séparent que par la force. De-là point d'embarras, point d'inquiétude pour avoir de quoi vivre; par conséquent point de besoins de ce côté.

Les plantes font encore l'amour sans peine; car ou elles portent en soi le double instrument de la génération, et sont les seuls hermaphrodites qui puissent s'engrosser eux-mêmes; ou si dans chaque fleur les sexes sont séparés, il suffit que les fleurs ne soient pas trop éloignées les unes des autres, pour qu'elles puissent se mêler ensemble. Quelquefois même le congrès se fait, quoique de loin,

et

et même de fort loin. Le palmier de Pontanus n'est pas le seul exemple d'arbres fécondés à une grande distance. On sait depuis long-tems que ce sont les vents, ces messagers de l'amour végétal, qui portent aux plantes femelles le sperme des mâles. Ce n'est point en plein vent que les nôtres courent ordinairement de pareils risques.

La terre n'est pas seulement la nourrice des plantes, elle en est, en quelque sorte, l'ouvrière; non contente de les allaiter, elle les habille. Des mêmes sucs qui les nourrissent, elle sait filer des habits qui les enveloppent. C'est le *corolle*, dont j'ai parlé; et qui est orné des plus belles couleurs. L'homme, et sur-tout la femme, ont le leur en habits, et en divers ornemens, durant le jour; car la

F f

nuit ce sont des fleurs presque sans enveloppe.

Quelle différence des plantes de notre espèce, à celles qui couvrent la surface de la terre ! Rivales des astres, elles forment le brillant émail des prairies : mais elles n'ont ni peines, ni plaisirs. Que tout est bien compensé ! Elles meurent comme elles vivent, sans le sentir. Il n'étoit pas juste que qui vit sans plaisir, mourût avec peine.

Non-seulement les plantes n'ont point d'âme, mais cette substance leur étoit inutile. N'ayant aucune des nécessités de la vie animale, aucune sorte d'inquiétude, nuls soins, nuls pas à faire, nuls desirs, toute ombre d'intelligence leur eût été aussi superflue, que la lumière à un aveugle. Au défaut de preuves philosophiques, cette raison jointe à nos sens, dépose donc contre l'âme des végétaux.

L'instinct a été encore plus légitimement refusé à tous les corps fixement attachés aux rochers, aux végétaux, ou qui se forment dans les entrailles de la terre.

Peut-être la formation des minéraux se fait-elle, suivant les lois de l'attraction, en sorte que le fer n'attire jamais l'or, ni l'or le fer, que toutes les parties hétérogènes se repoussent, et que les seules homogènes s'unissent, ou font un corps entr'elles. Mais sans rien décider dans une obscurité commune à toutes les générations, parce que j'ignore comment se fabriquent les fossiles, faudra-t-il invoquer, ou plutôt supposer une âme, pour expliquer la formation de ces corps ? Il seroit beau , (sur-tout après en avoir dépouillé des êtres organisés , où se trouvent autant de vaisseaux que dans l'homme) il seroit beau , dis-je , d'en vouloir revêtir des corps d'une structure simple, grossière et compacte !

Imaginations , chimères antiques , que toutes ces âmes prodiguées à tous les règnes ! Et sottises aux modernes qui ont essayé de les animer d'un souffle subtil ! Laissons leurs noms et leurs mânes en paix ; le Galien des Allemands , Sennert seroit trop maltraité.

Je regarde tout ce qu'ils ont dit comme des jeux philosophiques et des bagatelles qui n'ont de mérite que la difficulté , *difficiles nugæ*. Faut-il avoir recours à une âme pour expliquer la croissance des plantes , infiniment plus

prompte que celle des pierres ?
Et dans la végétation de tous les
corps , depuis le mou jusqu'au
plus dur , tout ne dépend-il pas
des sucs nourriciers plus ou moins
terrestres , et appliqués avec divers degrés de force à des masses
plus ou moins dures ? Par-là , en
effet , je vois qu'un rocher doit
moins croître en cent ans , qu'une
plante en huit jours.

Au reste il faut pardonner aux
anciens leurs âmes générales et
particulières. Ils n'étoient point
versés dans la structure et l'organisation des corps , faute de
physique expérimentale et d'anatomie. Tout devoit être aussi incompréhensible pour eux , que
pour ces enfans , ou ces sauvages ,
qui voyant pour la première fois
une montre , dont ils ne con-
noissent pas les ressorts , la croient

animée, ou douée d'une âme comme eux, tandis qu'il suffit de jeter les yeux sur l'artifice de cette machine : artifice simple, qui suppose véritablement, non une âme qui lui appartienne en propre, mais celle d'un ouvrier intelligent, sans lequel jamais le hasard n'eût marqué les heures et le cours du soleil.

Nous, beaucoup plus éclairés par la physique, qui nous montre qu'il n'y a point d'autre âme du monde que Dieu et le mouvement ; d'autre âme des plantes, que la chaleur ; plus éclairés par l'anatomie, dont le scapel s'est aussi heureusement exercé sur elles, que sur nous et les animaux ; enfin plus instruits par les observations microscopiques qui nous ont découvert la génération des plantes, nos yeux ne peuvent s'ouvrir au grand jour de tant de découvertes, sans voir, malgré la grande analogie exposée ci-devant, que l'homme et la plante diffèrent peut-être encore plus en-tr'eux, qu'ils ne se ressemblent. En effet l'homme est celui de tous les êtres connus jusqu'à présent, qui a le plus d'âme, comme il étoit nécessaire que cela fût ; et la plante celui de tous aussi, si ce n'est les minéraux, qui en a et en devoit avoir le moins. La belle âme après tout, qui ne s'occupant d'aucuns objets, d'aucuns desirs, sans passions, sans vices, sans vertus, sur-tout sans besoins, ne seroit pas même chargée du soin de pourvoir à la nourriture de son corps !

Après les végétaux et les mi-néraux, corps sans âmes, viennent les êtres qui commencent à s'animer : tels sont le polype, et toutes les plantes animales inconnues jusqu'à ce jour, et que d'autres heureux Trembleys découvriront avec le tems.

Plus les corps dont je parle, tiendront de la nature végétale, moins ils auront d'instinct, moins leurs opérations supposeront de discernement.

Plus ils participeront de l'animalité, ou feront des fonctions semblables aux nôtres, plus ils seront généreusement pourvus de ce don précieux. Ces êtres mitoyens ou mixtes que j'appelle ainsi, parce qu'ils sont enfans des deux règnes, auront, en un mot, d'autant plus d'intelligence, qu'ils seront obligés de se donner de plus grands mouvemens pour trouver leur subsistance.

Le dernier, ou le plus vil des

animaux, succède ici à la plus
spirituelle des plantes : j'entends
celui qui de tous les véritables
êtres de cette espèce, se donne
le moins de mouvement, ou de
peine, pour trouver ses alimens
et sa femelle, mais toujours un
peu plus que la première plante
animale. Cet animal aura plus
d'instinct qu'elle, quand ce surplus de mouvement ne seroit que
de l'épaisseur d'un cheveu. Il en
est de même de tous les autres,
à proportion des inquiétudes qui
les tourmentent : car sans cette
intelligence relative aux besoins,
celui-ci ne pourroit alonger le
cou, celui-là ramper, l'autre bais-
ser ou lever la tête, voler, nager,
marcher, et cela visiblement, exprès pour trouver sa nourriture.
Ainsi, faute d'aptitude à réparer
les pertes que font sans cesse les

bêtes qui transpirent le moins ,
chaque individu ne pourroit con-
tinuer de vivre : il périroit à mesure qu'il seroit produit, et par
conséquent les corps le seroient
vainement, si Dieu ne leur eût
donné à tous, pour ainsi dire ,
cette portion de lui-même que
Virgile exalte si magnifiquement
dans les abeilles.

CHAPITRE TROISIEME.

RIEN de plus charmant que cette contemplation ; elle a pour objet cette échelle si imperceptiblement graduée, qu'on voit la nature exactement passer par tous ses degrés, sans jamais sauter en quelque sorte un échelon dans toutes ses productions diverses.

Quel tableau nous offre le spectacle de l'univers ! tout y est parfaitement assorti, rien n'y tranche; si l'on passe du blanc au noir, c'est par une infinité de nuances, ou de degrés, qui rendent ce passage infiniment agréable.

L'homme et la plante forment le blanc et le noir; les quadrupèdes, les oiseaux, les poissons, les insectes, les amphibies, nous montrent les couleurs intermédiaires qui adoucissent ce frappant contraste. Sans ces couleurs, sans les opérations animales, toutes différentes entr'elles, que je veux désigner sous ce nom; l'homme, ce superbe animal, fait de boue comme les autres, eût cru être un dieu sur la terre, et n'eût adoré que lui.

Il n'y a point d'animal si chétif et si vil en apparence, dont la vue ne diminue l'amour-propre d'un philosophe. Si le hasard nous a placés au haut de l'échelle, songeons qu'un rien de plus ou de moins dans le cerveau, où est l'âme de tous les hommes, (excepté des Leibniciens) peut sur-le-champ nous précipiter au bas; et ne méprisons point des êtres qui ont la même origine que nous. Ils ne sont à la vérité qu'au second rang, mais ils y sont plus stables et plus fermes.

Descendons de l'homme le plus spirituel, au plus vil des végétaux, et même des fossiles : remontons du dernier de ces corps au premier des génies, embrassant ainsi tout le cercle des règnes, nous admirerons par-tout cette uniforme variété de la nature. L'esprit finit-il ici ? là on le voit prêt à s'éteindre, c'est un feu qui manque d'alimens : ailleurs il se rallume, il brille chez nous, il est le guide des animaux.

Il y auroit à placer ici un curieux morceau d'histoire naturelle, pour démontrer que l'intelligence a été donnée à tous les animaux en raison de leurs besoins. Mais à quoi bon tant d'exemples et de faits ? ils nous surchargeroient sans augmenter

nos lumières, et ces faits d'ailleurs
se trouvent dans les livres de ces
observateurs infatigables , que
j'ose appeler le plus souvent les
manœuvres des philosophes.

S'amuse qui voudra à nous
ennuyer de toutes les merveilles
de la nature ; que l'un passe sa
vie à observer les insectes ; l'autre
à compter les petits osselets de la
membrane de l'ouïe de certains
poissons ; à mesurer même , si
l'on veut , à quelle distance peut
sauter une puce , pour passer
sous silence tant d'autres misé-
rables objets ; pour moi , qui ne
suis curieux que de philosophie ,
qui ne suis fâché que de ne pouvoir
en étendre les bornes , la nature
active sera toujours mon seul
point de vue. J'aime à la voir au
loin, en grand comme en général,
et non en particulier , ou en

petits détails, qui, quoique nécessaires jusqu'à un certain point
dans toutes les sciences, commu-
nément sont la marque du peu de
génie de ceux qui s'y livrent. C'est
par cette seule manière d'envi-
sager les choses, qu'on peut
s'assurer que l'homme non-seulement n'est point entièrement une
plante, mais n'est pas même un
animal comme un autre. Faut-il
en répéter la raison ? c'est qu'ayant
infiniment plus de besoins, il
falloit qu'il eût infiniment plus
d'esprit.

Qui eût cru qu'une si triste
cause eût produit de si grands
effets ? Qui eût cru qu'un aussi
fâcheux assujettissement à toutes
ces importunes nécessités de la
vie, qui nous rappellent à chaque
instant la misère de notre origine
et de notre condition ; qui eût

cru, dis-je, qu'un tel principe eût été la source de notre bonheur, et de notre dignité ; disons plus, de la volupté même de l'esprit, si supérieure à celle du corps ? Certainement si nos besoins, comme on n'en peut douter, sont une suite nécessaire de la structure de nos organes, il n'est pas moins évident que notre âme dépend immédiatement de nos besoins, qu'elle est si alerte à satisfaire et à prévenir, que rien ne va devant eux. Il faut que la volonté même leur obéisse. On peut donc dire que notre âme prend de la force et de la sagacité, à proportion de leur multitude ; semblable à un général d'armée qui se montre d'autant plus habile et d'autant plus vaillant, qu'il a plus d'ennemis à combattre.

Je

Je sais que le singe ressemble à l'homme par bien d'autres choses que les dents ; l'anatomie comparée en fait foi ; quoiqu'elles aient suffi à Linnæus pour mettre l'homme au rang des quadrupèdes, (à la tête, à la vérité). Mais quelle que soit la docilité de cet animal, le plus spirituel d'entr'eux, l'homme montre beaucoup plus de facilité à s'instruire. On a raison de vanter l'excellence des opérations des animaux, elles méritoient d'être rapprochées de celles de l'homme : Descartes leur avoit fait tort, et il avoit ses raisons pour cela ; mais quoi qu'on en dise, et quelques prodiges qu'on en raconte, ils ne portent point d'atteinte à la prééminence de notre âme ; elle est bien certainement de la même pâte et de la même fabrique ;

mais non, ni à beaucoup près, de la même qualité. C'est par cette qualité si supérieure de l'âme humaine, par ce surplus de lumières, qui résulte visiblement de l'organisation, que l'homme est le roi des animaux, qu'il est le seul propre à la société, dont son industrie a inventé les langues, et sa sagesse les lois et les mœurs.

Il me reste à prévenir une objection qu'on pourroit me faire. Si votre principe, me dira-t-on, étoit généralement vrai, si les besoins des corps étoient la mesure de leur esprit, pourquoi jusqu'à un certain âge, où l'homme a plus de besoins que jamais, parce qu'il croît d'autant plus, qu'il est plus près de son origine, pourquoi a-t-il alors si peu d'instinct, que sans mille soins con-

tinuels, il périroit infailliblement,
tandis que les animaux à peine
éclos, montrent tant de sagacité,
eux qui, dans l'hypothèse, et
même dans la variété, ont si peu
de besoins ?

On fera peu de cas de cet
argument, si l'on considère que
les animaux venant au monde,
ont déjà passé dans la matrice un
long tems de leur courte vie ; et
de-là vient qu'ils sont si formés,
qu'un agneau d'un jour, par
exemple, court dans les prairies,
et broute l'herbe, comme père
et mère.

L'état de l'homme fœtus est
proportionnellement moins long ;
il ne passe dans la matrice qu'un
vingt-cinquième possible de sa
longue vie ; or n'étant pas assez
formé, il ne peut penser, il faut
que les organes aient eu le tems

de se durcir , d'acquérir cette force qui doit produire la lumière de l'instinct , par la même raison qu'il ne sort point d'étincelle d'un caillou , s'il n'est dur. L'homme étant né de parens plus nus ; plus nu, plus délicat lui-même que l'animal , il ne peut avoir si vîte son intelligence ; tardive dans l'un , il est juste qu'elle soit précoce dans l'autre : il n'y perd rien pour attendre , la nature l'en dédommage avec usure , en lui donnant des organes plus mobiles et plus déliés.

Pour former un discernement, tel que le nôtre , il falloit donc plus de tems que la nature n'en emploie à la fabrique de celui des animaux ; il falloit passer par l'enfance , pour arriver à la raison ; il falloit avoir les désagrémens et les pëines de l'animalité , pour en retirer les avantages qui caractérisent l'homme.

L'instinct des bêtes donné à l'homme naissant n'eût point suffi à toutes les infirmités qui assiègent son berceau. Toutes leurs ruses succomberoient ici. Donnez réciproquement à l'enfant le seul instinct des animaux qui en ont le plus, il ne pourra seulement pas lier son cordon ombilical, encore moins chercher le téton de sa nourrice. Donnez aux animaux nos premières incommodités, ils y périront tous.

J'ai envisagé l'âme, comme faisant partie de l'histoire naturelle des corps animés, mais je n'ai garde de donner la différence graduée de l'une à l'autre, pour aussi nouvelle que les raisons de cette gradation. Car combien de philosophes, et de théologiens mêmes, ont donné une âme aux animaux? De sorte que l'âme de l'homme, selon un de ces derniers, est à l'âme des bêtes, ce que celle des anges est à celle de l'homme, et apparemment toujours en remontant, de celle de Dieu à celle des anges.

FIN.

pagnols et des Portugais dans cet immense pays. Le climat , les productions
de la terre , les animaux , les noms des
rivières , celui des différentes nations
sauvages, leurs coutumes et le commerce
le plus avantageux qu'on peut y faire :
les particularités les plus remarquables
de l'Orenoque et du Fleuve des Ama-
zones : des observations; 1°. pour entrer
dans Cayenne et y bien mouiller ; 2°. pour
en sortir en évitant tous les dangers ;
3°. les distances et les routes des principaux lieux de la Guiane , les vents qui
y règnent sur les côtes. Suivi d'un voca-
bulaire français et galibi des noms ,
verbes et adjectifs les plus usités dans
notre langue , comparée à celle des
Indiens de la Guiane , pour se faire
entendre relativement aux objets les
plus nécessaires aux besoins de la vie ;
par L. M. B., armateur. Ouvrage orné
de cartes et de gravures ; prix , broché ,
5 fr. ; et 6 fr. franc de port.

OUVRAGE sous presse.

Régime et maladies des Riches , des
Fonctionnaires publics , des Hommes
de lettres , des Artisans , des Gens de
guerre , etc.

Cet ouvrage indique la conduite que
doivent tenir ceux qui veulent vivre
près d'un siècle , et jouir paisiblement
de leur fortune, etc. 2 vol. in-12 avec gr.